Katharina Everts

Die Psychodynamik der stellvertretenden Einwilligung bei der Organspende

Entscheidungsgründe und Trauerbewältigung von Angehörigen

Inhaltsverzeichnis

1 Einleitung

Die Verfasserin hat in der Vergangenheit sowohl in ihrer beruflichen Praxis, als auch im privaten Bereich mit dem Thema Organspende zu tun gehabt, wenn auch nicht als direkte Angehörige. Als Pflegekraft und als Freundin ist man sehr nah an den Angehörigen und kann miterleben, dass eine Organspende und die vorausgehende Hirntoddiagnostik eine besonders belastende Situation darstellen. Daher interessiert es einen besonders, wie man eine solche Situation positiv beeinflussen kann, damit eine Ver-arbeitung ermöglicht wird, die Trauerbewältigung keinen pathologischen Weg geht, und die Entscheidung für oder gegen eine Spende langfristig als positiv empfunden wird.

In der vorliegenden Arbeit wird daher der Trauerprozess der Angehörigen beleuchtet und herausgearbeitet, was gerade bei Angehörigen von hirntoten Patienten[1] und Organspendern eine Besonderheit darstellt. Des Weiteren wurden die Entscheidungsgründe der Ange-hörigen, die stellvertretend für hirntote Patienten über die Organspende entschieden haben, analysiert, um eventuelle Zusammenhänge zwischen der Entscheidung und der Verarbeitung herauszufinden.

Nach einer Beschreibung des methodischen Vorgehens in der vorlieg-enden Arbeit wird kurz auf die verschiedenen Definitionen und Statistiken zum Thema Organspende bei Hirntod eingegangen und der Ablauf einer Organspende beschrieben, um die Grundlagen des Themas kurz zu er-läutern. Zusätzlich wird anhand von statistischen Daten die Relevanz des Themas dargelegt.

---

[1] Im Interesse einer besseren Lesbarkeit wird nicht ausdrücklich in geschlechtsspezifischen Personenbezeichnungen differenziert. Die gewählte männliche Form schließt eine adäquate weibliche Form gleichberechtigt ein.

Im folgenden Kapitel wird auf das Thema der Krisenverarbeitung und den Verlauf des Trauerprozesses eingegangen. Es werden Besonderheiten für den Bereich der Organspende dargestellt.

Anschließend wird im fünften Kapitel auf die stellvertretende Einwilligung eingegangen. Hier wird das Erleben der Angehörigen während der Frage nach einer Organspende beschrieben. Es werden Entscheidungsgründe für oder gegen eine Spende dargelegt. Die bisher existierenden Projekte zur Begleitung der Angehörigen werden beschrieben und schließlich wird durch die Analyse von verschiedenen Studien dargestellt, wie stabil die Entscheidungen zur Zeit sind.

In der anschließenden Diskussion werden die gesammelten Erkenntnisse und deren Bedeutsamkeit kurz zusammengefasst und die daraus abgeleiteten Schlussfolgerungen dargestellt. Ein Ausblick in die Zukunft was bei der Betreuung der Angehörigen verbessert oder verändert werden sollte wird gegeben und weitere Forschungsbedarfe werden aufgezeigt. Im Fazit wird abschließend auf die erlangten Erkenntnisse über die momentanen Situation der Organtransplantation eingegangen.

2 Methodisches Vorgehen

Zu Beginn dieser Arbeit wurde zunächst die Homepage der „Deutschen Stiftung Organtransplantation"[2] genutzt, um einen Überblick über das Thema, die allgemeinen Fakten, Definitionen und Vorgehensweisen zum Thema Organspende zu erhalten. Dadurch war es möglich, eine erste Liste der Suchbegriffe für die Literaturrecherche zu erstellen.

Daraufhin wurde eine erste Suche in der Hochschulbibliothek der Katholischen Hochschule Nordrhein-Westfalen, auf „Livivo" (ehemals „Medpilot") und damit der Suchmaschine der Zentralbibliothek für Medizin in Köln und der Suchmaschine „CareLit" durchgeführt. Hier wurde zunächst mit den Überbegriffen begonnen, auch wenn klar war, dass bei einem solch umfassenden Thema wie die Organspende eine hohe Trefferzahl erlangt wird. Daraufhin wurde durch die Eingabe von Jahreszahlen, Trunkierungszeichen und/oder Suchkombinationen verschiedener Begriffe die Trefferzahl reduziert, bzw. die Auswahl zu dem Themenschwerpunkt präzisiert. Danach wurde durch Sichtung der Inhaltsverzeichnisse und der Abstracts eine erste Auswahl der Literatur getroffen. Studien, bei denen es um Lebendspenden, Folgen für die Transplantierten oder um das Empfinden des Personals ging, konnten sofort ausgeschlossen werden, da diese nicht zu dem Themenbereich gehören.

Nach der ersten Literatursichtung konnten weitere wichtige Suchbegriffe, die bei der ersten Recherche nicht beachtet wurden, herausgefiltert werden, und es wurde eine erneute Suche mit Hilfe der oben genannten Suchmaschinen durchgeführt. Schließlich wurde mit den Literatur-verzeichnissen der Studien, die für das Thema relevant sind, zusätzlich eine Schneeballrecherche durchgeführt.

---

[2] Im Folgenden mit DSO abgekürzt

Die Suche wurde beendet, nachdem nur noch irrelevante Studien oder bereits gefundene Studien erneut gefunden wurden und die Suche daher gesättigt war.

Im Anhang befindet sich eine tabellarische Auflistung der genutzten Suchbegriffe mit den jeweiligen Trefferzahlen.

Zusätzlich zu der oben beschriebenen Suche wurden verschiedene Internetseiten besucht, die in den gefundenen Quellen ebenfalls als nützlich angegeben wurden. Diese sind ebenfalls im Anhang aufgelistet.

Da bei der Schneeballrecherche auch einige englischsprachige Texte gefunden wurden, die anscheinend für das Thema relevant sind, wurde zusätzlich bei Livivo eine Recherche mit englischen Suchbegriffen durchgeführt. Da aber nicht in allen Ländern die gleichen Regelungen wie in Deutschland zur Organspende vorliegen, mussten bei der Sichtung der Literatur teilweise relevant erscheinende Artikel aufgrund differenter Voraussetzungen aussortiert werden. Ebenso musste bei der englisch-sprachigen Suche wegen der sehr hohen Trefferanzahl die Suche durch Kombinationen mehrerer Begriffe, bzw. die Einschränkung durch eine Jahreszahl weiter präzisiert werden. Die Liste dieser Suchbegriffe befindet sich ebenfalls im Anhang.

3 Hirntod und Organentnahme

3.1 Hirntod

Wird in den gängigen Suchportalen etwas zum Thema Hirntod gesucht, findet man hunderte von Quellen zu diesem Thema. Da, wenn auch nicht im Wortlaut, so doch sinngemäß, die Definitionen zum Thema Hirntod alle übereinstimmen, wurden in dieser Arbeit Quellen genutzt, die entweder die Richtlinien der Bundesärztekammer oder das Transplantationsgesetz zitieren. Auf die zahlreiche Literatur, auf die man zur Kritik am Hirntodkonzept und zur Hirntoddiagnostik bei der Suche stößt, wird in dieser Arbeit nicht eingegangen, da es nicht in direktem Zusammenhang mit dem Trauerprozess der Angehörigen steht. Da der Schwerpunkt dieser Arbeit auf die Angehörigen und deren stellvertretende Entscheidung gelegt wird, wird auch die Lebendspende und die Sichtweise der Empfänger und des medizinischen und pflegerischen Personals weitgehend aus-geklammert.

Die Bezeichnung des Hirntodes wurde erstmalig 1968 durch eine Kommission der Harvard Medical School definiert (vgl. Müller 2011: 3) und seitdem ausschließlich im Wortlaut, nicht aber in der Definition verändert (vgl. Wittkowski/Strenge 2011: 109). Sie besagt, dass es sich beim Hirntod um ein irreversibles Koma handelt, bei dem ein endgültiger Ausfall des gesamten Gehirns, also von Großhirn, Kleinhirn und Hirnstamm, vorliegt, und damit der Tod des Menschen rechtlich verbindlich festgestellt werden kann (vgl. Tonn et al. 2015: 2). Heute spricht man eigentlich nicht mehr vom Hirntod, sondern vom irreversiblen Hirnfunktionsausfall. In anderen Ländern, wie zum Beispiel Großbritannien, ist eine Organspende auch nach dem sogenannten Hirnstammtod möglich (vgl. Müller 2011: 4). Da dies in Deutschland nicht der Fall ist, werden diese Diagnose, und die dadurch folgenden diagnostischen Maßnahmen, in dieser Arbeit nicht näher beschrieben.

Der irreversible Hirnfunktionsausfall ist durch verschiedene Symptome gekennzeichnet, die durch die sogenannte Hirntoddiagnostik, die von der Bundesärztekammer 1998 in ihrer Reihenfolge festgelegt wurde, bestätigt werden (vgl. Müller 2011: 5). Hierzu zählen Koma, Pupillenstarre, fehlende Hirnstammreflexe und fehlende Spontanatmung (vgl. Tonn et al. 2015: 3). Voraussetzung für die Feststellung des irreversiblen Hirnfunktionsausfalls ist das Vorliegen einer akuten, schweren Hirnschädigung und der Ausschluss anderer, reversibler Ursachen, die die Symptomatik erklären könnten. Auf die genaue Durchführung der Diagnostik des irreversiblen Hirnfunktionsausfalls wird hier nicht weiter eingegangen, da es keinen Einfluss auf den Trauerprozess der Angehörigen hat.

3.2 Transplantationsgesetz

Die gesetzlichen Grundlagen zur Organspende sind in Deutschland im Transplantationsgesetz (TPG) festgeschrieben (vgl. Vieth/Bundeszentrale für gesundheitliche Aufklärung o.J.: o.S.). Dieses Gesetz wurde 1997 veröffentlicht, und seitdem mehrfach überarbeitet bzw. durch das Gesetz zur Änderung des Transplantationsgesetzes (25.07.2012) und das Gesetz zur Regelung der Entscheidungslösung im Transplantationsgesetz (12.07.2012) ergänzt.

In diesem Gesetz wird der Hirntod definiert und als Voraussetzung zur Organspende in Paragraph 3 beschrieben (vgl. Tonn et al. 2015: 4f.). Zusätzlich wurde in den Neuerungen in Paragraph 5 präzisiert, dass die Diagnostik von zwei Fachärzten mit langjähriger intensivmedizinischer Erfahrung im neurologischen Bereich durchgeführt werden muss, und dass mindestens einer der beiden Ärzte den Facharztstatus Neurologie oder Neurochirurgie vorzuweisen hat. Es muss eine genau definierte Latenzzeit zwischen den beiden Untersuchungen liegen und die Ärzte, die den Hirntod diagnostizieren, dürfen nicht an der Entnahme oder der Übertragung der Organe beteiligt sein.

Durch das Gesetz zur Regelung der Entscheidungslösung im Transplan-tationsgesetz sollten mehr Informationen zum Thema Organspende öffentlich gemacht werden (vgl. Vieth/Bundeszentrale für gesundheitliche Aufklärung o.J.: o.S.). Dies sollte einerseits zu einer Entlastung der Angehörigen führen, damit diese nicht mehr die Entscheidung über die Spende treffen müssen, andererseits sollte dem vorhandenen Organ-mangel entgegengewirkt werden. Daher wurden alle Krankenkassen verpflichtet, ihren Mitgliedern alle zwei Jahre einen Organspendeausweis zuzusenden und sie schriftlich über das Thema der Organspende zu informieren. Damit verbunden ist eine neutrale Bitte, den Ausweis auszufüllen. Es muss klar betont werden, dass auch eine Entscheidung gegen die Organspende auf dem Organspendeausweis schriftlich festgehalten werden kann.

Des Weiteren wurden die Krankenhäuser durch Paragraph 9 verpflichtet, alle potenziellen Spender, also alle Patienten, bei denen möglicherweise ein irreversibler Hirnfunktionsausfall vorliegt, bei der DSO zu melden (vgl. Siegmund-Schultze 2011: 1509).

3.3 Wie kommt es zur Organspende?

Liegt kein Organspendeausweis vor, in dem der potentielle Organspender seinen Willen erklärt hat, gibt es länderabhängig verschiedene Regel-ungen, wie über eine Organ- oder Gewebespende entschieden wird. In Deutschland gilt die sogenannte erweiterte Zustimmungslösung (vgl. Bölting 2005: 123). Dies bedeutet, dass die nächsten Angehörigen nach dem mutmaßlichen Willen des Verstorbenen über eine mögliche Spende entscheiden, sollte kein Organspendeausweis vorliegen. Ist auch der mutmaßliche Wille nicht ermittelbar, sollen die Angehörigen nach ihren eigenen moralischen Werten eine Entscheidung treffen (vgl. Rahmel 2015: 11). Wer zu den nächsten Angehörigen gehört und welche Rangfolge besteht, ist ebenfalls im Transplantationsgesetz in Paragraph 1 festgelegt. Die entscheidungsbefugte Person muss in den letzten zwei Jahren Kontakt zu dem potentiellen Spender gehabt haben. „Bei mehreren gleichrangigen nächsten Angehörigen genügt es, wenn einer von ihnen beteiligt wird und eine Entscheidung trifft. Der Widerspruch einer gleichrangigen Person verhindert die Organspende. Ist ein vorrangiger Angehöriger innerhalb angemessener Zeit nicht erreichbar, genügt die Entscheidung des als nächstes erreichbaren Angehörigen." (Rahmel 2015: 11) Liegt eine Einwilligung von dem Verstorbenen selbst vor, ist es in Deutschland

Vorschrift, dass die Angehörigen über die Spende informiert werden (vgl. Bösebeck 2001: 61).

3.4 Ablauf der Organspende

Bei einer Person, bei der der Verdacht eines irreversiblen Hirnfunktions-ausfalls vorliegt, wird die bereits oben erwähnte Hirntoddiagnostik durchgeführt und die DSO informiert (vgl. Bösebeck 2011a: 24ff.). Da die hierfür vorgeschriebenen Untersuchungen nach 12, 24 oder 72 Stunden wiederholt werden müssen, je nach Art der Hirnschädigung, und möglicherweise noch durch apparative Methoden ergänzt werden, vergeht einige Zeit zwischen dem Verdacht und der endgültigen Bestätigung des irreversiblen Hirnfunktionsausfalls und damit dem Tod (vgl. Wooper 2015: 21). Laut der Bundesärztekammer ist es möglich, den Hirntod auch ganz ohne apparative Maßnahmen zu diagnostizieren, dann benötigt man jedoch mehr Zeit, weil größere Latenzzeiten zwischen den einzelnen Tests liegen müssen (vgl. Müller 2011: 5). Während der Hirntoddiagnostik und in der Zeit bis zur Entscheidung über eine Spende läuft die Intensivtherapie weiter. Wird eine Entscheidung gegen eine Spende ausgesprochen, wird die Therapie eingestellt und dem Hirntod folgt der Herztod. Fällt die Entscheidung zu Gunsten einer Spende aus, beginnt die sogenannte organprotektive Intensivtherapie (vgl. Bösebeck 2011b: 42). Das heißt, der Patient wird für tot erklärt, wird aber weiterhin behandelt, um seine Organe zu schützen und sie im bestmöglichen Zustand transplantieren zu können.

Zusätzlich werden weitere Untersuchungen an dem Spender durchgeführt, die mögliche Kontraindikationen für eine Spende, bzw. Aussagen über den Zustand der Organe erlauben sollen (vgl. Wooper 2015: 22-27). Des Weiteren wird mithilfe dieser Diagnostik eine Auswahl des möglichen Empfängers getroffen. Ist die gesamte Diagnostik durchgeführt und sind die Empfänger festgelegt, wird der Spender in den Operationssaal gebracht.

Nach der Organentnahme wird der Leichnam wieder verschlossen. Im Transplantationsgesetz ist in Paragraph sechs ein würdiger Umgang mit dem verstorbenen Spender festgeschrieben (vgl. ebd.). Der genaue Umgang mit den Angehörigen des Verstorbenen, und was bei ihrer Betreuung während des gerade beschriebenen Prozesses beachtet werden muss, wird im vierten Kapitel näher beschrieben.

3.5 Statistik

Laut der statistischen Daten der DSO wurden im Jahr 2014 2989 Organe von 864 Organspendern gespendet (vgl. Deutsche Stiftung Organtrans-plantation 2014: o.S.). Im Jahr 2014 wurden über die Hälfte der getroffenen Entscheidungen über eine Organspende von Angehörigen entschieden. Bei den Entscheidungen für eine Organspende haben 42% der Angehörigen nach dem mutmaßlichen Willen des Spenders und 17,2% nach ihren eigenen Wertvorstellungen entschieden. Bei den Entscheidungen gegen eine Organspende haben 26% der Angehörigen nach dem vermuteten Willen und 39,1% nach ihren eigenen Vorstellungen entschieden (vgl. ebd.).

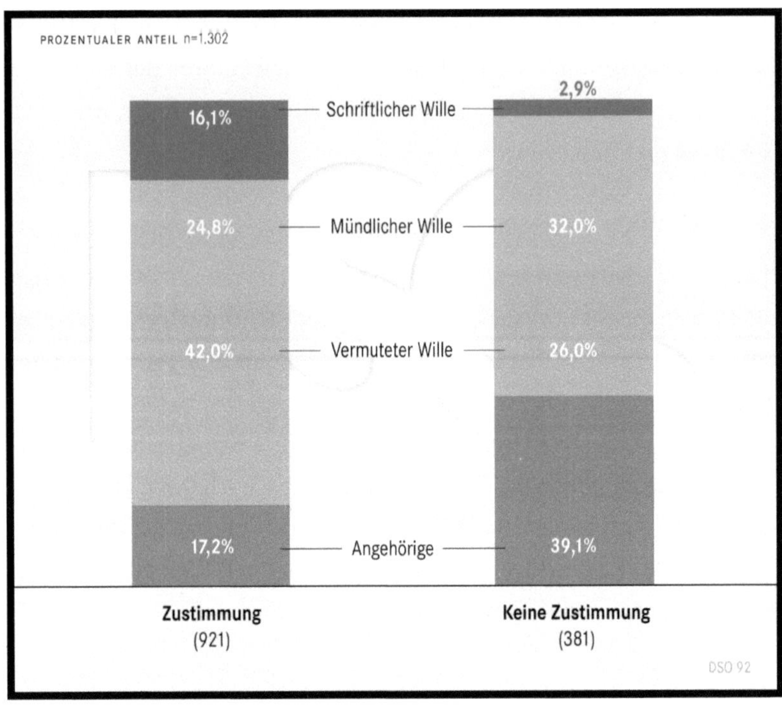

Abb. 1: Entscheidungen zur Organspende im Jahr 2014
(Deutsche Stiftung Organtransplantation 2014: o.S.)

Die oben aufgeführten Zahlen zeigen, dass trotz der erhöhten Präsenz des Themas immer noch in vielen Fällen die Angehörigen eine Entscheidung treffen müssen, sogar ohne den Willen des Verstorbenen mutmaßen zu können. Dies verdeutlicht, dass die Betreuung und Aufklärung der Angehörigen weiterhin ein wichtiger Eckpfeiler der Transplantationsmedizin ist und vermutlich bleiben wird.

In den nächsten Teilen der vorliegenden Arbeit wird daher anhand des oben beschriebenen zeitlichen Ablaufs der Organspende und der Schilderung des Prozesses der Einwilligung aufgezeigt, aus welchen Gründen der Trauerprozess der Angehörigen in einer solchen Situation besonders ist, bzw. wo der Unterschied zum Trauerprozess bei Angehörigen von Herztoten liegt.

Zusätzlich wird aufgezeigt, was beachtet werden muss, damit es nicht zu einer pathologischen Trauerreaktion kommt.

4 Trauerprozess

4.1 Krisenverarbeitung

Der Trauer- oder Bewältigungsprozess, den man nach dem Verlust eines nahen Angehörigen durchlebt, verläuft bei jeder Art von Tod langfristig gesehen immer ähnlich, unabhängig von Todesursache und -zeitpunkt (vgl. Schuchardt 2013: 13). Prof. Dr. phil. Erika Schuchardt, die unter anderem lange im Krisenmanagement gearbeitet hat, hat hierzu eine sehr ausführliche Studie veröffentlicht, bei der sie sich mit der Verarbeitung von Krisen jeglicher Art befasst hat. Hierfür hat sie über 2000 Lebens-geschichten, in denen unterschiedliche Arten von Krisen stattfanden, analysiert. Sie konnte feststellen, dass jede Art von Krise, auch der Verlust eines nahen Angehörigen, einen ähnlichen Verlauf in der Verarbeitung hat. Auf Grundlage dieser Studie und den Erfahrungen, die sie als Krisenmanagerin gemacht hat, hat sie ein Modell der Krisenverarbeitung erstellt, den 8-fachen Komplementär-Spiralweg (vgl. ebd.: 34). Hierbei handelt es sich um eine Spirale, die aus acht Stadien besteht, die man bei der Verarbeitung einer Krise durchlebt. Die erste Phase ist die Zeit der Ungewissheit, dann kommt die Gewissheit, es schließen sich Aggression, Verhandlung und Depression an, die sechste Phase ist die Annahme, Phase Sieben ist die Aktivität und schließlich die Solidarität, als achte Phase. Diese Stadien sind in der Reihenfolge nicht starr festgelegt, können mehrfach durchlebt werden und sind bei jedem Betroffenen unter-schiedlich stark ausgeprägt (vgl. ebd.: 34-48).

Das Krisenmanagementmodell wird also auch von den Angehörigen eines Hirntoten im Verlauf durchlebt, und so kann die Unterstützung der Hinterbliebenen ähnlich wie bei anderen Krisenverarbeitungen gestaltet werden. Das Modell hilft den Betroffenen und den Begleitern, ihre Situation einzuordnen, zusätzlich können individuelle Hilfsangebote gemacht werden (vgl. Burgheim 2005a: 5.2.2: 2). Da sich die Betroffenen in der Akutphase im Krankenhaus, und während des Entscheidungs-prozesses über die Organspende in der Regel noch in den ersten zwei Phasen befinden, werden hier nur diese näher erläutert.

Die Phase der Ungewissheit ist durch den Schock über den Eintritt der Krise, hier die Todesmitteilung, geprägt (vgl. Schuchardt 2013: 37). Man wird völlig unvorbereitet mit einer Situation konfrontiert, die das Leben nachhaltig ändert. Gekennzeichnet ist diese Phase durch das Haupt-merkmal der „impliziten Leugnung." (Schuchardt 2013: 37) Das heißt, dass die Angehörigen (teilweise unbewusst) versuchen, das Ereignis zu verdrängen.

Schuchardt (2013: 37ff.) unterscheidet drei weitere Zwischenphasen, die dem Begleiter helfen sollen, genauer zu erkennen, in welcher Phase sich der Betroffene befindet. Sie unterteilt die Phase Ungewissheit in die Zwischenphasen Unwissenheit, Unsicherheit und Unannehmbarkeit. In der Zeit der Unwissenheit wird eine Hoffnung, dass nicht das Schlimmste angenommen werden muss, aufrechterhalten, dies gelingt aber nur sehr kurzfristig. In der Zeit der Unsicherheit wird langsam klar, dass die Zweifel an dem Ereignis nicht weiter aufrechterhalten werden können. Laut Schuchardt braucht es „viel Zeit, die Realität akzeptieren zu lernen." (Schuchardt 2013: 38) In dieser Zeit hat das Krankenhaus-personal eine wichtige Funktion, um mit seinem Verhalten die Weichen für den Verlauf der Verarbeitung zu stellen.

In der dritten Zwischenphase, der Unannehmbarkeit, wird aktiv versucht, sich gegen die Wahrheit zu stellen (vgl. ebd.: 39). Die Wahrnehmung in dieser Zeit ist sehr stark subjektiv geprägt und die Betroffenen realisieren nur die Dinge, die ihre Zweifel fördern. Dies ist ein letzter Versuch zu fliehen, obwohl die Betroffenen sich gleichzeitig danach sehnen, dass diese innere Spannung aufhört. „Bei fehlender Prozeßbegleitung wird die Wahrheits-Entdeckung unverhältnismäßig lange hinausgescho-ben." (Schuchardt 2013: 39) Hierdurch wird die wichtige Rolle des begleitenden Krankenhauspersonals deutlich, denn es zeigt sich, dass „diese Erkennungs- oder Einleitungsphase den gesamten Verlauf der Krisenverarbeitung prägt. Durch angemessene Begleitung in ihrem Prozess werden hier die Weichen gestellt, um einen Abbruch der Krisenverarbeitung mit Tendenz sozialer Isolation zu ver hindern.“ (Schuchardt 2013: 39)

In der zweiten Phase, der Phase der Gewissheit, haben die Angehörigen die Wahrheit objektiv erfasst, befinden sich aber zeitweise emotional wieder in einer Zeit, in der sie wider aller Hoffnung versuchen, die Fakten als Irrtum zu erkennen (vgl. ebd.: 40). Diese Ambivalenz ist das Hauptmerkmal dieser Phase. Klärende Gespräche sind hier eine wichtige Hilfe, um die rationalen Fakten mit den emotionalen Empfindungen zu verbinden, hierfür muss der Betroffene aber seine Bereitschaft signal-isieren.

Die oben beschriebenen Phasen deuten bereits an, wie schwierig es ist, in dieser Zeit eine so weitreichende Entscheidung über eine Organspende zu treffen. Zusätzlich kommen bei den Angehörigen von Organspendern gerade in der Akutphase während der Hirntoddiagnostik, der Explantation und der folgenden Verabschiedung im Krankenhaus einige Besonder-heiten hinzu, die die Gefahr einer pathologischen Trauer mit sich bringen. Im nächsten Ka-pitel werden die Definition und die Risikofaktoren für eine pathologische Trauer erläutert, um im darauf folgenden Teil auf die Besonderheiten bei Or-ganspendern einzugehen.

4.2 Pathologische Trauer

Da Trauer ein sehr individueller Prozess ist, der von jedem anders erlebt und durchlebt wird, ist es schwierig zu bewerten, wann jemand pathologisch trauert (vgl. Nagele/Feichtner 2005: 160). Daher sprechen auch viele Auto-ren von komplizierter oder starker Trauer. Laut J. Worden können vier For-men der pathologischen Trauer unterschieden werden. Er spricht von chro-nischer, verzögerter übertriebener und larvierter, also versteckter Trauer. Bei der chronischen Trauer findet die Zeit der Trauer über Jahre keinen Ab-schluss, bei der verzögerten Trauerreaktion tritt diese verspätet ein, oft erst bei einem weiteren Verlust. Bei der übertriebenen Trauer ist die Abgrenzung besonders schwer. Hier sind die Betroffenen so von der Trauer eingenom-men, dass ein normales Leben gar nicht mehr möglich ist. Die larvierte

Trauer ist von Symptomen geprägt, die der Betroffene gar nicht mit dem Verlust in Verbindung bringt.

Anzeichen für eine besonders starke Trauer können sein, dass Betroffene besonders emotional reagieren, wenn der Verstorbene erwähnt wird oder sie an Jahrestagen extreme Reaktionen zeigen (vgl. ebd.: 161). Es ist möglich, dass sie sich selber völlig vernachlässigen, was sich in Schlaf-losigkeit, mangelnder Hygiene und Appetitlosigkeit bzw. mangelnder Nahrungsaufnahme verdeutlicht. Häufig verbringen diese Personen Tage im Bett. Ein wichtiger Faktor bei der Differenzierung von normaler und pathologischer Trauer ist der Faktor Zeit, also wie lange der Betroffene sich in der Trauerphase befindet (vgl. Filipp/Aymanns 2005: 770).

Risikofaktoren für eine pathologische Trauer sind frühere Erfahrungen mit Verlusten, die Beziehung zu dem Verstorbenen, Bedingungen, die später Schuldgefühle hervorrufen könnten, die Umstände des Todes, wie zum Beispiel plötzliche, unerwartete Todesfälle, Unfälle oder Mord (vgl. Nagele/Feichtner 2005: 161f.). Im Verlauf ist auch entscheidend, ob den Angehörigen ausreichend Zeit zum Verabschieden geboten wurde, und ob der Abschied individuell nach den Bedürfnissen der Betroffenen gestaltet wurde. Bei dem Verlust eines Angehörigen durch Hirntod besteht eine erhöhte Gefahr der erschwerten Trauer, weil das Ereignis, das zum Tod führt, meist bereits völlig unvorhergesehen geschieht, weil die Nahestehenden bei der Todesnachricht ihren Angehörigen plötzlich als tot ansehen sollen, obwohl sich scheinbar nichts verändert hat, und schließlich, weil die Entscheidung über die Organspende immer mit dieser belastenden Situation verbunden sein wird (vgl. Weiher/Feldmann 2010: 63). Die Beschreibung dieser Risikofaktoren und weiterer Besonderheiten bei der Organspende werden im folgenden Kapitel näher erläutert.

4.3 Besonderheiten beim Hirntod und der Organspende

Der Hirntod und vor allem die Organspende stellen in vielerlei Hinsicht eine Besonderheit für sowohl die Angehörigen, als auch für das Personal des Krankenhauses dar. „Von jährlich rund 900000 Toten sterben etwa 5000 den Hirntod. Hiervon sind knapp 2000 potenzielle Organspender; [...] Davon werden knapp 1000 Organspender. Damit wird bei rund 4000 Hirntoten nach der Feststellung des Hirntods die künstliche Beatmung abgeschaltet, worauf binnen weniger Minuten das Herz stehen bleibt." (Schäfer 2015: 60) Die Betreuung eines Hirntoten und seiner Angehörigen ist eine seltene, aber emotional belastende Ausnahme-situation für das Personal des Krankenhauses, bei der die Reaktionen der Angehörigen nur schwer vorhersehbar sind (vgl. Müller 1997: 221). Dennoch ist gerade die Betreuung der Angehörigen während der Über-bringung der Todesnachricht und dem folgenden Organspendeprozess wichtig, um eine gesunde Trauerreaktion einzuleiten (vgl. Bösebeck 2001: 61).

Beim Hirntod handelt es sich in der Regel um einen plötzlichen Tod (vgl. Kalitzkus 2005: 14). Durch diesen Umstand ist der Tod dieser Person auch ohne das Thema Organspende „schwieriger zu betrauern, als Todesfälle, denen eine Vorwarnung vorausging". (Worden 1999: 106) Hierbei ist für die Hinterbliebenen die Realität schwieriger zu begreifen und ein Gefühl der Unwirklichkeit ist meist sehr stark ausgeprägt (vgl. Fässler-Weibel 2001: 25). Dies führt bei vielen Angehörigen zu einer Art Schockzustand. Die Konfrontation mit der Wirklichkeit und der Beginn des Ver-arbeitungsprozesses werden gleichzeitig gefordert und belasten die Angehörigen dadurch vermehrt (vgl. Muthny et al. 1995: 183). Ein weiterer Aspekt bei dem plötzlichen Verlust eines Angehörigen ist häufig ein sehr ausgeprägtes Schuldgefühl bei den Hinterbliebenen, welches oft mit Schuldzuweisungen, die auch das medizinische Personal treffen können, einhergehen (vgl. Worden 1999: 106f.).

Auch das Gefühl der Hilflosigkeit, welches bei einer schwerwiegenden Erkrankung ebenfalls auftritt, aber bereits vor dem Tod entsteht, trifft die Angehörigen bei einem plötzlichen Tod gleichzeitig mit all den anderen oben beschriebenen Gefühlen und wird häufig durch Wut oder Zorn nach außen transportiert (vgl. ebd.: 107ff.).

Bei einem Hirntoten wird zusätzlich zu all diesen facettenreichen Emo-tionen eine Entscheidung von den Angehörigen über eine Organspende gefordert. Es liegt auf der Hand, dass dies Einfluss auf den Trauerprozess und die Verarbeitung nimmt. In der Literatur wird daher die Bitte um eine Organspende häufig als die „schwierigste Frage in der unangenehmsten Situation an die unglücklichste Familie" (Muthny et al. 1995: 184) bezeichnet.

Bei Organspendern kommen weitere entscheidende Punkte für die Ange-hörigen hinzu, die die Verarbeitung beeinflussen. So ist es bei Hirntoten deutlich schwieriger, den Tod zu begreifen, da sich optisch während der Hirntoddiagnostik nichts an dem Patienten verändert und so die Über-mittlung des Todeszeitpunktes für viele Angehörige willkürlich wirkt (vgl. Müller 2005: 17). Generell ist es für die Angehörigen, auch wenn sie kognitiv den Hirntod verstanden haben, emotional schwierig zu verstehen, dass die Person, die rosig und warm vor ihnen liegt und ein schlagendes Herz hat, tot sein soll (vgl. Blaes/Mauer 2004: 271). Dies wird zusätzlich dadurch erschwert, dass es durch Rückenmarksfunktionen bei Mani-pulationen am Verstorbenen zum Anstieg des Blutdrucks und der Herzfrequenz kommen kann (vgl. Müller 2004: 6). Zusätzlich können spinale Reflexe sogar zu Bewegungen des Verstorbenen führen (vgl. Henske 2002: 180). Dies ist in 75% der Fälle zu sehen. Im Extremfall kann es sogar passieren, dass der Verstorbene die Arme komplett anhebt und in die Hände klatscht oder der Verstorbene Gehbewegungen ausführt. Dieses Phänomen bezeichnet man als Lazarus-Zeichen. Hierüber sollten Angehörige vorher informiert werden, damit sie diese Bewegungen nicht als Lebenszeichen fehlinterpretieren.

Daher empfehlen die meisten Quellen, dass eine Abschiednahme nach der Explantation gewährleistet werden soll, weil der Tod so deutlich besser begreifbar wird (vgl. Kalitzkus 2005: 15). Dies kann aber auch zu einem negativen Effekt führen, da der Leichnam, auch wenn er nach der Operation wieder verschlossen wurde, durch die Explantation verändert aussieht und so einige

Angehörige durch den Anblick ihres Hinter-bliebenen erschreckt sind (vgl. Baureithel/Bergmann 1999: 139ff.). Dies liegt unter anderem daran, dass ein Leichnam nach einer Organentnahme völlig blutleer ist, da die Organe zur Konservierung während der Operation mit einer speziellen, gekühlten Elektrolytlösung gespült werden (vgl. Fischer-Fröhlich/Eichmann/Jakusch 2002: 178). Daher sollten die Angehörigen auf den Moment der Abschiednahme gut vorbereitet werden und über mögliche äußerliche Veränderungen informiert werden.

Bei der Frage nach der Organspende kommt noch hinzu, dass die Ange-hörigen eine solch weitreichende Entscheidung treffen sollen, obwohl sie den Tod mental (noch) nicht nachvollziehen können (vgl. Weiher/Feldmann 2010: 64). Eine Informationsaufnahme in diesem Zustand ist äußerst schwierig und eigentlich brauchen die Angehörigen „einen bis mehrere Tage und mehrere Gespräche [...], um sich der Vorstellung einer Organspende überhaupt gedanklich anzunähern." (Müller 2005: 17)

Ein weiterer wichtiger Punkt ist die Tatsache, dass an dem Verstorbenen durch die organprotektive Therapie nach Feststellung des Todeszeit-punktes vermeintlich mehr Pflege und Therapie vollzogen wird als vorher, was für viele Angehörige schwierig zu verstehen und auszuhalten ist (vgl. Müller 1997: 221).

Generell erschwert ist die Verarbeitung des Todes eines Hirntoten, da hier zwei Sterbezeitpunkte in den Augen der Angehörigen vorliegen (vgl. Solbach 2015: 312). Zunächst bei der Mitteilung des Hirntodes und erneut nachdem auch der Herztod entweder nach der Explantation oder nach dem Abstellen der Geräte eintritt. Wobei im Falle einer Spende die Angehörigen beim Eintreten des Herztodes nicht dabei sein können. Dies beeinflusst ebenfalls das Verstehen und Wahrhaben können und kann zusätzlich Schuldgefühle bei den Hinterbliebenen auslösen.

4.4 Todes- oder Trauerschleuse

Um genauer die Besonderheiten während des Prozesses der Organ-spende und die Rolle des Krankenhauspersonals zu verdeutlichen, wird im Folgenden das Modell der „Todes- oder Trauerschleuse", das von Ruthmarijke Smeding entwickelt und von Erhard Weiher und Karl-Heinz Feldmann überarbeitet wurde, erläutert (vgl. Weiher/Feldmann 2010: 60). Das Originalmodell bezieht sich auf die allgemeine Trauerzeit naher Angehöriger und wurde von deren Emotionen abgeleitet (vgl. Burgheim 2005b: 5). Im Trauerphasen-Modell von Smeding werden vier Phasen unterschieden. Das Modell der Trauerschleuse befindet sich in der ersten Phase, der Schleusenphase, die sich auf die Zeit zwischen dem Tod des Menschen und dessen Beerdigung bezieht. Die folgenden Phasen, Phase des Januskopfes, Zeit im Labyrinth und die Regenbogenzeit werden hier nicht näher erläutert, da sie sich nicht auf die Akutphase im Krankenhaus beziehen und die Neufassung des Modells der Trauerschleuse sich ebenfalls nur auf die Schleusenphase bezieht.

Die Modernisierung des Modells der Trauerschleuse wurde speziell für Angehörige von Organspendern durch eine weitere Schleuse in der Schleuse verändert, und besteht nun aus 10 Stadien (vgl. Weiher/Feldmann 2010: 60).

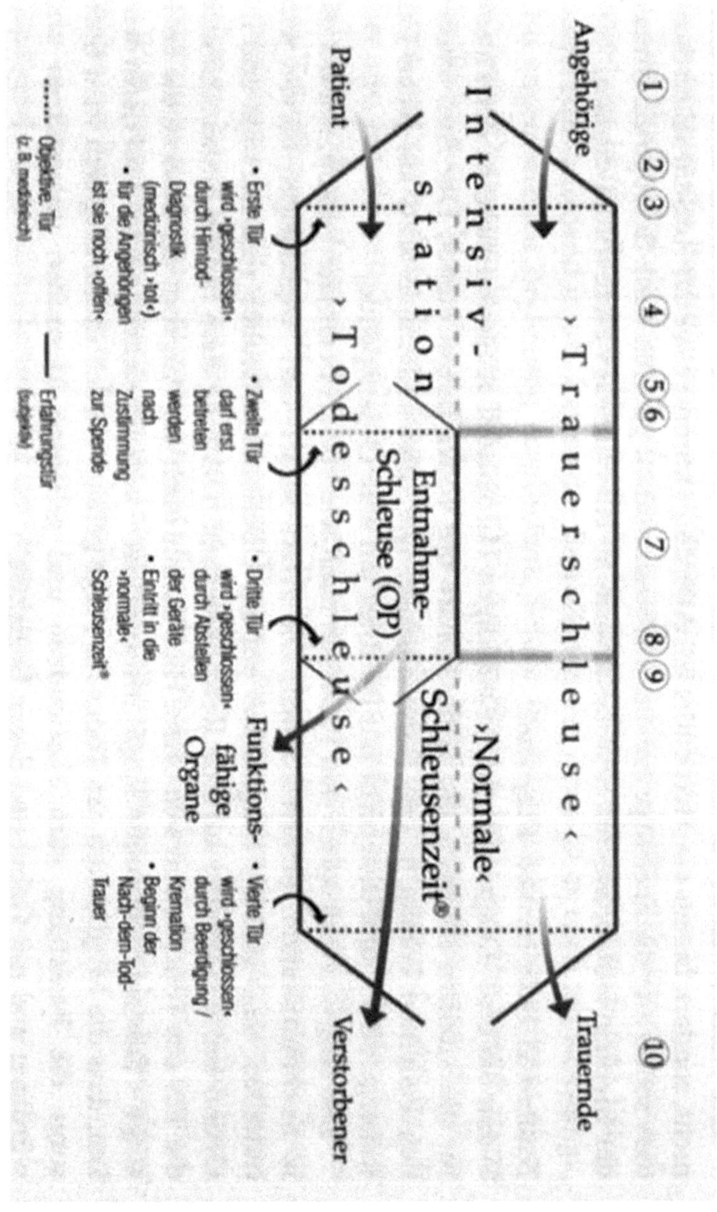

Abb. 2: Erweiterte Trauerschleuse bei Organentnahme
(Weiher/Feldmann 2010: 61)

Durch dieses Modell wird verdeutlicht, wie man die Begleitung der Ange-hörigen in den verschiedenen Stadien gestalten kann, weil es die Perspektive der Betroffenen einnimmt (vgl. ebd.: 60). Hier wird gezeigt, dass das Sterben auch in einer solchen Akutsituation ein Prozess und kein abruptes Geschehen ist. „Der Vergleich mit einer Schleuse greift diese ‚Zerdehnung' des Todes auf und gestattet es, die verschiedenen Stadien bei Hirntod und Organentnahme klar zu erfassen und zu beschreiben, was in welchem Stadium wen von den Beteiligten wie trifft, und was jeweils zu begleiten ist." (Weiher/Feldmann 2010: 61)

Die ersten Stadien beziehen sich noch auf die Zeit, bevor der Tod endgültig festgestellt wurde, denn auch hier zeichnet sich in der Regel ab, dass eine schwere Zeit auf die Angehörigen zukommt und eine Begleitung nötig ist (vgl. ebd.: 61f.). Im ersten Stadium der schweren Hirnschädigung lassen sich von den Medizinern bereits Symptome des Hirnfunktions-ausfalls feststellen, weshalb sich für sie bereits die erste Türe der Trauerschleuse öffnet, für die Angehörigen jedoch noch geschlossen bleibt. In dieser Phase ist es wichtig, dass der Arzt bereits eindeutig vermittelt, dass die Prognose schlecht und ein Überleben unwahr-scheinlich ist. Hierdurch kommt auch für die Angehörigen die Schleuse zumindest in Sicht und eine spätere Todesmitteilung kommt weniger unvermittelt. Es ist möglich und sinnvoll, hier bereits die Seelsorge mit einzubeziehen.

Das zweite Stadium ist die Zeit der ersten Hirntoddiagnostik (ebd.: 62). Zeichnet sich hier der vermutete Hirnfunktionsausfall weiter ab, ist der Patient für die Ärzte bereits eindeutig „in die Sphäre des Todes eingetreten" (Weiher/Feldmann 2010: 62) und befindet sich somit in der Todesschleuse. Für die Angehörigen hat der Sterbeprozess aber noch nicht begonnen, sie haben weiterhin Hoffnung und sehen den Patienten als lebendige Person an (vgl. ebd.: 62). Hier sollte erneut verstärkt deutlich gemacht werden, dass ein Überleben nahezu unmöglich ist, um die Schleusentüre für die Angehörigen weiter zu öffnen. Spätestens jetzt muss die Seelsorge integriert werden, um den Angehörigen zu helfen, sich auf die Mitteilung des Todes vorzubereiten.

Es folgt das Stadium der zweiten Hirntoddiagnostik (vgl. ebd.). Bei einer weiteren Bestätigung des Hirnfunktionsausfalls gilt der Patient nun endgültig als tot. Dies ist für den Mediziner sofort klar und bedeutet, dass er den Patienten nun als potentiellen Organspender sieht. Gleichzeitig muss der Arzt den Angehörigen die Mitteilung des Todes überbringen. Wie oben bei den Besonderheiten bereits beschrieben, ist es für die Angehörigen schwierig, den Übergang von der Hoffnung auf Rettung zur Überbringung der Todesnachricht zu verstehen, da sich in diesem Zeitraum optisch nichts an ihrem Angehörigen verändert hat. „Der Tod ist für die Betroffenen noch sehr abstrakt." (Weiher/Feldmann 2010: 62) Daher befinden sich die Angehörigen nur zeitweise in der Trauer-schleuse, weil sie den Tod nur schwer realisieren können (vgl. Solbach 2015: 312). Um dies den Angehörigen zu erleichtern, sollten von nun an alle, die an der Versorgung des Toten beteiligt sind, diesen auch als solchen bezeichnen (vgl. Schäfer, 2015, S.61). Dies bedeutet, dass auch nicht mehr mit ihm gesprochen wird, da dies die Angehörigen verunsichern würde und sie sich fragen würden, warum mit einem Toten gesprochen wird. Dies könnte zu Zweifeln an der Todesdiagnose führen.

Wichtig ist, dass den Angehörigen nun Zeit gelassen wird, den Tod zu realisieren und all ihre Fragen zum Thema Hirntod zu beantworten, um eventuellen falschen Vorstellungen entgegen zu wirken, bevor man sie nach einer möglichen Organspende befragt (vgl. Weiher/Feldmann 2010: 62f.).

Nun beginnt das vierte Stadium, in dem die Frage nach der Zustimmung zur Organspende gestellt wird (vgl. ebd.: 63). Auch hier sollte den Angehörigen vor dem Hintergrund der Vorbeugung gegen Risikotrauer ausreichend Zeit eingeräumt werden. So können sie sich mit dem Gedanken der Spende auseinandersetzen und weitere mögliche Fragen stellen. Den Angehörigen muss klar gemacht werden, dass sie nach dem (mutmaßlichen) Willen des Verstorbenen entscheiden sollen, wenn dieser keinen Spenderausweis zu Lebzeiten ausgefüllt hat. Das Gespräch über eine mögliche Spende sollte neutral gehalten werden, über die Entscheidung darf nicht gewertet werden und egal wie sie ausfällt, darf den Angehörigen kein Vorwurf gemacht werden. In dieser

Phase ist erneut die seelsorgerische Begleitung von hoher Wichtigkeit, um Fantasien entgegen zu wirken und beim Finden einer stabilen Entscheidung zu helfen, um ein Auftreten von Schuldgefühlen bei späteren Bedenken zu vermeiden (vgl. ebd.: 64). Natürlich ist eine seelsorgerische Begleitung der Angehörigen auch indiziert, wenn sie sich gegen eine Spende entscheiden sollten (vgl. ebd.: 62f.). Wurde von den Angehörigen eine Entscheidung getroffen, beginnt das fünfte Stadium (vgl. ebd.: 64). Haben sich die Angehörigen gegen eine Spende entschieden, wird die Therapie beendet und die Seelsorge begleitet die Angehörigen im Abschiedsprozess. Wird der Organentnahme zugestimmt, beginnt die oben bereits erwähnte organprotektive Therapie, bei der der Verstorbene weiter behandelt wird, um seine Organe zu schützen und im bestmöglichen Zustand explantieren zu können. Auch hier ist es wichtig, den Angehörigen alle Schritte zu erläutern und sie vor falschen Vorstellungen zu schützen.

Das sechste Stadium ist durch den Übergang von der Intensivstation in den Entnahme-OP geprägt, womit der entscheidende Einschnitt in der Begleitung beginnt (vgl. ebd.: 64 f.). Für viele Angehörige ist diese Phase eine sehr belastende, weil sie sich nun von ihrem Angehörigen trennen müssen und bei dem Eintreten seines Herztodes und damit (in ihren Augen) seines eigentlichen Todes, nicht dabei sein können. Viele bekommen das Gefühl, ihn in seiner schwersten Zeit alleine (und damit im Stich) zu lassen. Aus diesem Grund ist die Gestaltung dieser Zeit von besonderer Bedeutung. Den Angehörigen sollte ein Abschiedsritual vor dem Transport in den Operationssaal ermöglicht werden. Des Weiteren kann man den Angehörigen anbieten, dem Verstorbenen etwas in den Operationssaal mitzugeben, damit sie das Gefühl haben, dennoch bei ihm zu sein.

Der Verstorbene befindet sich jetzt gemäß dem Modell von Weiher und Feldmann in der Entnahme- und damit in der Todesschleuse, womit die vordere Türe endgültig geschlossen ist (vgl. ebd.). Dies darf erst geschehen, wenn die Angehörigen endgültig ihre Zustimmung zur Explantation gegeben haben.

Im siebten Stadium findet die Explantation statt (vgl. ebd.: 65f.). Die Operationszeit ist für die Angehörigen eine emotional belastende Zeit, in der sie nicht alleine gelassen werden dürfen und in der sie jederzeit die Möglichkeit haben müssen, Fragen stellen zu können. Diese Phase wird durch das Abstellen des Beatmungsgerätes beendet, wodurch die hintere Türe der Todesschleuse geschlossen wird.

Nun beginnt die achte Phase, das Stadium der Totenversorgung (vgl. ebd.: 66). Im Transplantationsgesetz ist der würdige Umgang mit dem Verstorbenen verankert, womit auch eine angemessene Wieder-herstellung mit einbezogen ist (vgl. Wooper 2015: 22-27). Die Angehörigen befinden sich jetzt wieder in der „normalen Schleusenzeit", wie sie von allen Hinterbliebenen durchlaufen wird, womit die neunte Phase, das Stadium der Abschiedsgestaltung, beginnt (vgl. Weiher/Feldmann 2010: 67f.). Die Angehörigen sollten bereits im Voraus auf die Möglichkeit hingewiesen werden, dass sie sich nach der Organentnahme erneut von ihrem Verstorbenen verabschieden können. Für viele wird erst durch den Anblick des jetzt auch herztoten Menschen der Tod begreifbar. Der Anblick des Toten kann das Realisieren vereinfachen und so bei der Verarbeitung behilflich sein. Auch in dieser Zeit ist eine enge seelsorgerische Begleitung von hoher Wichtigkeit. Zusätzlich sollte darauf geachtet werden, dass eine Verbindung der einzelnen Phasen individuell gestaltet wird.

Die letzte Phase, das Stadium der Trauer nach dem Tod, beginnt erst nach der Zeit im Krankenhaus und damit hinter der letzten Türe des Modells der Trauerschleuse (vgl. ebd.: 68). Es sollte aber bei der Begleitung in der Akutphase bereits auf weitere Hilfen der Trauerbewältigung in der Zukunft hingewiesen werden.

Die Abschiednahme von dem Explantierten ist den Angehörigen durch das Transplantationsgesetz garantiert, denn „die positive Auswirkung einer Abschiednahme auf den Trauerweg der Angehörigen von Organspendern ist mehrfach beschrieben." (Blaes/Mauer 2004: 275) Die Gestaltung des Abschiedes sollte von einer geschulten Person, kirchlich oder nicht, dies liegt im

Ermessen der Angehörigen, organisiert und begleitet werden, die gleichzeitig in der Lage ist, differenziert auf Fragen zur Organspende zu antworten (vgl. Weiher/Feldmann 2010: 67f.). Das Abschiedsritual nach der Explantation sollte nicht auf der Intensivstation durchgeführt werden, da hier bereits der erste Abschied von dem Hirntoten stattfand und so der neue Zustand besser verdeutlicht werden kann. Dennoch sollte vom pflegerischen oder medizinischen Personal jemand dabei sein, der als Symbol für einen zusammenhängenden Prozess steht.

Zusätzlich unterstützt der DSO-Koordinator das Krankenhauspersonal (vgl. Blaes/Mauer 2004: 275). Der Abschied ist individuell nach den Wünschen der Angehörigen zu gestalten. Diese Wünsche können bereits vorher erfragt werden, um den Ablauf zu planen und angemessen gestalten zu können.

5 Entscheidungen durch Angehörige

Es wird deutlich, dass die Entscheidung über eine Organspende für Angehörige des potentiellen Spenders sehr belastend sein kann. Es erscheint daher wichtig, dass Angehörige eine stabile Entscheidung treffen, egal ob sie sich für oder gegen eine Spende aussprechen, damit sie auch nach Jahren noch zufrieden mit ihrer Entscheidung sein können. Denn dieser Entscheidungskonflikt, vor dem sie stehen, wird sie ein Leben lang begleiten (vgl. Breul/Steymans 2010: 244). Daher wird im folgenden Kapitel erläutert, welche Auswirkungen eine stellvertretende Entscheidung hat, wie die Bitte um eine Organspende von den Angehörigen erlebt wird und nach welchen Motiven sie ihre Entscheidung treffen. Des Weiteren wird aufgezeigt, was bisher in der Begleitung von Angehörigen getan wird und wie stabil die Entscheidungen laut Studienlage zur Zeit sind.

5.1 Stellvertretende Einwilligung

Die Studien, die sich mit der Frage der stellvertretenden Einwilligung durch nahe Angehörige und deren Auswirkungen befassen, beziehen sich auf Angehörige von einwilligungsunfähigen, lebenden Patienten. Daher sind die dort festgehaltenen Ergebnisse nicht direkt auf den Organ-spendeprozess übertragbar, dennoch gibt es Rückschlüsse, die man ziehen kann. Zumal bei den Entscheidungen, die für einwilligungs-unfähige Patienten getroffen werden, zumindest auch der Sterbeprozess einbezogen wird (vgl. Bobbert 2014: 19).

Zu Beginn soll festgehalten werden, dass es im klinischen Alltag übliche Praxis geworden ist, dass Angehörige im Bedarfsfall stellvertretend entscheiden (vgl. Sahm 2005: 19). Dies zeigt, dass die Auswirkungen dieser Entscheidungen eine wichtige Rolle im klinischen Alltag spielen sollten. Umfragen zeigen, dass es dem Wunsch der meisten Menschen entspricht, dass nahe Angehörige für sie die Entscheidung übernehmen, sollten sie dies nicht mehr selber können (vgl. ebd.: 8). Dies liegt unter anderem daran, dass sie davon ausgehen, dass so der eigene Wille am ehesten beachtet wird. Einwände, dass dies in unserer heutigen Zeit, in der die Zahl der Singlehaushalte zunimmt, nicht mehr zeitgemäß ist, werden dadurch widerlegt, dass auch aktuell Alleinlebende in einer Um-frage von Dr. med. Stephan Sahm (2005: 18) angeben, dass sie sich eine Entscheidung durch Angehörige als Stellvertreter wünschen.

Das Transplantationsgesetz gibt vor, dass nach dem mutmaßlichen Willen des Verstorbenen entschieden werden soll (vgl. George/George 2005: 16). Es ist jedoch bekannt, „dass eigene Erfahrungen und Wertvorstellungen Eingang in stellvertretende Überlegungen finden." (Bobbert 2014: 20) Es ist nicht möglich, „zwischen den Wertvorstellungen und Präferenzen" des zu Vertretenden und „den eigenen zu unterscheiden" (Bobbert 2014: 23) und dies strikt zu trennen. Auch Ach/Anderheiden/Quante (2000: 62 und 67) geben an, dass Angehörige von Organspendern ihre eigenen Interessen in die Entscheidung über die Spende einfließen lassen. Dies geschieht zum Teil unbewusst und so bleibt bei den Hinterbliebenen eine Ungewissheit, ob sie wirklich im Sinne des Verstorbenen gehandelt haben. Die Angehörigen müssten versuchen „von ihrer eigenen Perspektive zu abstrahieren und die Sicht des zu Vertretenden ein zunehmen." (Ach/Anderheiden/Quante 2000: 67) Dies ist jedoch in dieser Situation nur bedingt möglich und so „bleibt daher die Möglichkeit prinzipiell offen, daß die Interessen der Lebenden die Interessen der Toten dominieren oder gar übergehen." (ebd.: 68)

In dem Entscheidungskonflikt um eine Organspende stehen sich die emotionale Wahrnehmung und die rationalen Fakten gegenüber (vgl. Hesse 2003: 15). Wenn sich die Angehörigen für eine Spende ent-scheiden, überwiegt der rationale Teil. Hierdurch wird der emotionale Teil vernachlässigt, der eine andere Wirklichkeitswahrnehmung hat. Dadurch kommt es zum Konflikt, der in der Folge Schuldgefühle mit sich bringen kann, was die Trauerarbeit erschwert.

Eine empirische Studie, in der Angehörige und Patienten nach deren mutmaßlichen Willen befragt wurden, zeigt, dass sich nur in 60% der Fälle die Meinungen deckten (vgl. Bobbert 2014: 20). Zusätzlich kommt bei der Transplantation noch hinzu, dass die Krisenverarbeitung in einer solchen Situation weiteren Einfluss auf die Entscheidung nimmt und die eigenen Gefühle den Blick auf die mutmaßlichen Wünsche des Verstorbenen verstellen können. Weitere Studien zeigten jedoch auch, dass sich die meisten Menschen dennoch eine Stellvertretung durch Angehörige wünschen, da es ihnen weniger um das Entscheidungsergebnis, als um die Gewissheit geht, dass jemand, dem sie am Herzen liegen, für sie entscheidet (vgl. ebd.: 21). Dies liegt vermutlich daran, dass man bei Angehörigen davon ausgeht, dass die Gefahr der Verobjektivierung geringer ist und die Entscheidung eher als Gewissensfrage angesehen wird (vgl. ebd.: 21f.).

Des Weiteren sind 94% der Befragten bereit, Entscheidungen für andere Angehörige zu treffen, was für die Praxis der stellvertretenden Ent-scheidung durch Angehörige spricht (vgl. Sahm 2005: 15). Hier bleibt allerdings fraglich, in welchem Setting diese Umfrage stattfand, ob den Befragten die Tragweite bewusst gemacht wurde und ob dies auch auf die psychisch belastende Situation der möglichen Organspende übertragbar ist.

5.2 Erleben der Angehörigen bei der Frage nach der Organspende

In einer Studie der DSO in der Schweiz aus den Jahren 2001-2004 gaben 50% der Angehörigen an, dass „die Frage nach der Organspende eine erhebliche zusätzliche Belastung darstellt" und es zeigte sich, dass „33% der Betroffenen unter posttraumatischen Belastungsstörungen litten." (Kiss/Bischof 2006: 48)

Nach einer Umfrage von Muthny et al. (2003: 117) haben ein Drittel der Angehörigen die Bitte um die Organspende als wichtiges Anliegen des Arztes erlebt, bei dem ihnen Respekt und Mitgefühl entgegen gebracht wurde. Es gaben aber auch 40% der Befragten an, dass ihnen die Frage nach einer Organspende als selbstverständliches Anliegen erschien (vgl. Muthny et al. 2004: 485). Ein Drittel der Befragten gab an, dass es dem Arzt anscheinend schwer gefallen sei, diese Frage zu stellen.

Über die Hälfte der Angehörigen gab an, dass es ihnen schwer gefallen sei, eine Entscheidung zu treffen. (vgl. Muthny/Wesselau/Smit 2003: 118) So gaben 18% starke und 34% sehr starke Zustimmung bei dieser Frage an. Aus Sicht der Betroffenen dauerte es im Schnitt sieben Stunden und 1,6 Gespräche, bis sie eine Entscheidung treffen konnten (vgl. Muthny et al. 2004: 485).

Nur 61% der Angehörigen gaben an, den Hirntod verstanden zu haben. Weitere Studien zeigen, dass das subjektiv empfundene Verständnis mit dem objektiven nicht übereinstimmt (vgl. Muthny et al. 2004: 487). „Insgesamt ergibt sich das Bild, dass etwa ein Drittel (67,2%) der Angehörigen den Hirntod nicht nachvollziehen kann und noch weitaus mehr Angehörige zumindest teilweise Verständnisprobleme oder fehlerhafte Vorstellungen haben." (Muthny et al. 2004: 487) Bei der Befragung der DSO gaben 10-20% der Befragten an, dass sie glauben, dass „der Hirntod nicht eindeutig der Tod des Menschen" (Kiss/Bischof 2006: 48) sei. In einer internationalen Studie gaben Angehörige aus Brasilien und Griechenland sogar an, dass sie glauben, mit der Entscheidung zur Spende in die Tötung ihres Angehörigen einzuwilligen (vgl. Ralph et al. 2014: 927). Dies zeigt, dass während des Entscheid-ungsprozesses eine Informationsaufnahme erschwert ist und daher ausführlichere und häufigere Gespräche vor einer Entscheidung stattfinden sollten. Zumal die Stabilität der Entscheidung höher ist, wenn die Angehörigen den Hirntod verstanden haben (vgl. Muthny et al. 2004: 487). Bei der Akzeptanz des Todes und der folgenden Verarbeitung kann es gemäß der Ergebnisse einiger Studien behilflich sein, wenn die Angehörigen bei der Hirntoddiagnostik anwesend sind und diese so besser nachvollziehen können (vgl. Ralph et al. 2014: 924).

Für viele Angehörige ist das Erleben in dieser Situation auch durch die Angst, den Verstorbenen nach der Explantation nicht mehr sehen zu können, geprägt (vgl. ebd.).

Laut dem National Donor Family Council empfanden 49,4% der Ange-hörigen die Zustimmung zur Spende als Hilfe im Trauerprozess (vgl. Blaes/Mauer 2004: 272).

5.3 Entscheidungsgründe der Angehörigen

Angehörige geben ähnliche Gründe für ihre Entscheidung über eine Organspende an, unabhängig davon in welchem Land und unter welchen gesetzlichen Bedingungen der Hirntod festgestellt und die Organ-transplantation durchgeführt wurde. Es lassen sich jedoch auch eindeutige Unterschiede erkennen. Allerdings ist darauf hinzuweisen, dass bei den folgenden Daten bedacht werden muss, dass sie teilweise nicht direkt auf den deutschen Raum übertragbar sind, weil Teile internationaler Studien in Ländern stattfanden, die andere gesetzliche Voraussetzungen haben, die die Entscheidungsstabilität beeinflussen können.

So wird in deutschen Studien deutlich häufiger Altruismus und der Wunsch, andern zu helfen als Motiv angegeben. In der Studie von Muthny et al. (2003: 119) gaben 84% der Befragten dies als ein Hauptmotiv an. In der internationalen Metaanlyse von Groot et al. (2012: 1197), bei der 70 Studien eingeschlossen wurden, gaben die Angehörigen zwar auch Altruismus als Motiv an, allerdings deutlich seltener. Den Grund, anderen Leben zu schenken, sahen sie sogar eher als Opfer an.

In der amerikanischen Studie von Ralph et al. (2014: 927) gab ein Großteil der Angehörigen an, dass sie an die Güte der Organspende glauben und die Entscheidung zur Spende daher lohnenswert sei. Der Glaube, dass ein Teil des Verstorbenen in einem anderen Menschen weiterleben kann, wurde bei Muthny/Wesselau/Smit (2003: 118) in sechs Fällen ebenfalls als Motiv genannt. Dies vermittelt den Angehörigen das Gefühl, dass der geliebte Mensch sich auf diese Weise verewigt (vgl. Ralph et al. 2014: 927).

Der explizite Wille des Verstorbenen, der ausschlaggebend bei der Entscheidung sein soll, wurde bei Muthny et al. (2003: 119f.) nur bei 51% der Befragten als Motiv angegeben. Die Metaanalyse von Groot et al. (2012: 1197) zeigte, dass den Angehörigen ihre eigenen Werte, wie zum Beispiel der Schutz und die Integrität des Körpers des Verstorbenen, wichtiger waren, als im Sinne des Verstorbenen zu handeln. Die Studie zeigte auch, dass der

Trauerprozess bei den Angehörigen ungünstiger verlief, wenn sie sich gegen den Willen des Verstorbenen entschieden hatten (vgl. ebd.: 1198). Auch die amerikanische Studie von Burroughs et al. (1998: 157) zeigte, dass die Entscheidung den Angehörigen leichter fiel, wenn der Wille des Verstorbenen bekannt war und das die Entscheidung dadurch stabiler blieb.

Religiöse oder ethische Motive werden von Angehörigen in den internationalen Studien nur sehr selten als Grund für eine Ablehnung genannt, in der Metaanlyse von Groot et al. (2012: 1197) sogar in weniger als einem Prozent der Fälle. Die Entscheidung gegen eine Spende wurde in religiösen Fragen lediglich durch den Glauben der Angehörigen, dass eine Organspende die Reinkarnation verhindert, beeinflusst (vgl. Ralph et al. 2014: 930). Aber auch als Begründung für eine Spende spielt Religion kaum eine Rolle. Hier hatte lediglich der Glaube, dass eine Spende dem Verstorbenen im nächsten Leben gedankt wird, Einfluss auf die Entscheidung. Auch Burroughs et al. (1998: 159) zeigten in ihrer Studie, dass Angehörige sich eher für eine Spende entschieden, wenn sie der Überzeugung waren, dass eine Spende keinen negativen Einfluss auf das Leben nach dem Tod hat.

Bei der nationalen Studie von Muthny et al. (2003: 120) gaben hingegen 31% der Befragten religiöse und/oder ethische Begründungen als Motiv an. Bei weiteren 20% der Befragten spielte die Haltung des Arztes, die Atmosphäre während des Gesprächs und die Behandlung und der Umgang mit dem Verstorbenen eine wichtige Rolle bei der Entscheidung.

In mehreren Studien wurde gezeigt, dass die Entscheidung für eine Spende von einem sozialen Pflichtgefühl untermauert wurde (vgl. Ralph et al. 2014: 927). Die Angehörigen glaubten, dass „helping ill people in society with no loss to oneself or the deceased person was the right thing to do." (ebd.: 927) Die Studie von Burrouhgs et al. (1998: 159) zeigte, dass die Stabilität der Entscheidung stark von subjektiv empfundenem Druck während des Entscheidungsprozesses abhing und dadurch negativ beeinflusst wurde.

Als Grund für die Ablehnung der Organspende werden bei Muthny et al. (2003: 118) der Wille des Patienten (zweimalige Nennung), das Vorgehen im Aufklärungsgespräch (einmalige Nennung) und das Gefühl, dem Verstorbenen mit der Organentnahme etwas zuzumuten (ebenfalls einmalige Nennung), genannt. Bei Groot et al. (2012: 1197) gab fast die Hälfte der betroffenen Angehörigen an, dass sie sich aufgrund von Entkräftung in der akuten Situation nicht für eine Spende entscheiden konnten. Des Weiteren gab ein Drittel der Befragten an, dass sie mehr Informationen gebraucht hätten, sich aber nicht trauten, danach zu fragen. Bei der internationalen Studie von Sque et al. (2005: 544) gaben die Angehörigen ebenfalls an, dass sie mehr hätten fragen sollen, dafür aber zu geschockt gewesen seien. Ein weiterer Ablehnungsgrund war das Gefühl, dass für den Verstorbenen nicht genug getan wurde.

In der amerikanischen Studie von Ralph et al. (2014: 924) wurde als Ablehnungsgrund zur Spende zusätzlich angegeben, dass die Angehörigen schlichtweg die Art des Todes nicht akzeptieren konnten. Misstrauen in den Organspendeprozess und die Befürchtung, dass auch Körperteile oder Organe entnommen werden, in deren Entnahme nicht eingewilligt wurde, wurden ebenfalls als Ablehnungsgrund genannt (vgl. ebd.: 927). Im Nachhinein wurde vielen Angehörigen bewusst, dass sie zu wenig Zeit hatten, sich mit der Todesart und dem Thema Organspende auseinanderzusetzen und sich daher gegen die Spende entschieden hatten. Konnten sich die einzelnen Familienmitglieder nicht einigen, wurde ebenfalls meist auf die Spende verzichtet.

In der Studie von Burroughs et al. (1998: 160) wurden auch nicht beeinflussbare Variablen genauer in den den Fokus genommen. So zeigte sich, dass sich verheiratete Menschen eher für eine Spende entschieden, als alleine lebende, geschiedene oder verwitwete Personen. Es wurde jedoch nicht differenziert, in welcher Beziehung der Spender zum jeweiligen Angehörigen stand. Ebenso korrelierte ein höherer Bildungs-stand mit der Zusage zu einer Spende. Genaue prozentuale Verteilungen wurden nicht angegeben.

Auffällig ist, dass in allen Studien ein eindeutiger Zusammenhang zwischen der Zufriedenheit mit der Behandlung, dem Gesprächsverlauf, dem Informationsgehalt, der Einigkeit innerhalb der Familie und der an-schließenden Entscheidung über die Organspende bestand (vgl. Muthny et al. 2004: 486; Groot et al. 2012: 1198; Sque/Long/Payne 2005: 544; Ralph et al. 2014: 930f., Burroughs et al. 1998: 157ff.). Angehörige legten großen Wert darauf, dass ihnen Respekt, Geduld, Ehrlichkeit und Mitleid entgegen gebracht wurde (vgl. Ralph et al. 2014: 930). Auch die DSO gibt an, dass Angehörige ihre Entscheidung im Nachhinein eher bereuten, wenn sie mit der Behandlung in der Akutsituation nicht zufrieden waren und nicht alle Fragen beantwortet wurden (vgl. Mauer/Blaes-Eise 2008: 7). Dies verdeutlicht, dass das Personal des Krankenhauses hohen Einfluss auf die Entscheidung hat und hebt die Wichtigkeit der Schulung im Umgang mit Angehörigen hervor, damit deren Entscheidung stabil bleibt.

Pont et al. (2009: 52) zeigten, dass die Ablehnungsrate bei Angehörigen von Organempfängern höher war als bei Personen, die noch keine Erfahrungen mit dem Thema Organspende gemacht hatten. In der Umfrage gaben 68% an, dass sie ihre Organe nicht spenden würden. Als Ablehnungsgrund für eine Organspende wurde von den Befragten „extremes Leid" (ebd.) sowohl bei den Organempfängern, als auch bei den Angehörigen angegeben. Allerdings war die Fallzahl der Befragten mit nur 22 Personen relativ niedrig, zusätzlich wird der Terminus „extremes Leid" nicht näher definiert.

5.4 Angehörigenbetreuung

Um die Angehörigen bei ihrer Entscheidung zu unterstützen, werden bereits viele Projekte zur Betreuung angeboten. Bei der Abschiednahme im Krankenhaus wird den Angehörigen von den Transplantations-koordinatoren eine Karte, die von der Mutter eines Spenders entworfen wurde, überreicht, die sie auch in Zukunft in ihrer Entscheidung bestärken und ihnen Trost spenden soll (vgl. Bösebeck 2001: 63). Außerdem sollten die Angehörigen bereits bei der Abschiednahme Adressen bzw. Ansprechpartner für eine weitere Betreuung genannt bekommen (vgl. George/George 2005: 19). Hierzu zählen Therapeuten, Sozialarbeiter oder Gruppen aus dem Bereich der Selbsthilfe. Seit April 1996 gibt es in Deutschland die erste Selbsthilfegruppe für Angehörige von Organspen-dern (vgl. Fischer-Fröhlich et al. 1998: 19). Auch international wird empfohlen, dass Angehörige untereinander in Gedankenaustausch treten. Hierfür gibt es sogenannte „donor family groups" (vgl. Bösebeck 2001: 63). In der Schweiz erhalten die Angehörigen bereits seit 1992 einen Kondolenzbrief, in dem ihnen angeboten wird, sich nach dem Erfolg der Transplantation zu erkundigen (vgl. Kiss/Bischof 2006: 48). Dies nehmen 30-40% in Anspruch. Hier erfahren sie dann anonymisiert, wer die Organe erhalten hat, welche Organe transplantiert werden konnten und wie es den Empfängern geht. Seit dem Jahre 2008 ist ein anonymisierter Briefwechsel zwischen den Angehörigen des Spenders und dem Empfänger möglich (vgl. ebd.). Der Empfänger erhält dadurch die Möglichkeit, sich bei den Angehörigen des Spenders zu bedanken und deren Entscheidung zu würdigen. Ziel ist es, den Angehörigen das Gefühl zu geben, etwas Sinnvolles getan zu haben, indem sie jemandem anderen halfen.

Auch in Deutschland gibt es langfristige Betreuungskonzepte. Angefangen wurde damit im Jahre 1999 in der DSO-Region Nord (vgl. Tietz 2006: 51). Dort wird einmal jährlich ein ganztägiges Treffen mit den Angehörigen der Organspender des letzten Jahres abgehalten. Nehmen die Angehörigen teil, werden sie zu den Folgetreffen weiterhin eingeladen. Bei diesen Treffen soll sowohl ein Gedankenaustausch zwischen den betroffenen Familien stattfinden, als auch die Möglichkeit bestehen, dem anwesenden DSO Koordinator offen gebliebene Fragen zu stellen. Zusätzlich kommen Empfänger, um sich im Namen aller bei den Spendern und ihren Familien zu bedanken. „Von den insgesamt 507 eingeladenen Familien nahmen 105 teil. 40 Familien kamen zu mehreren Treffen, manche bis zu fünf Mal." (Tietz 2006: 51) Seit 2001 gibt es das gleiche Angehörigenprojekt auch in der DSO Region Mitte (vgl. Blaes/Mauer 2004: 276).

Des Weiteren hat die DSO anhand der Ergebnisse ihrer eigenen Studien das Betreuungskonzept für Angehörige stetig weiterentwickelt und Leitlinien erarbeitet, mit denen die Gesprächsführung für das Personal der Krankenhäuser verbessert werden soll (vgl. Mauer/Blaes-Eise 2008: 9).

Seit 2004 werden die Angehörigen von Organspendern öffentlich durch die DSO geehrt, um diese zu würdigen (vgl. ebd.: 10). Mit ihrem Angehörigenprojekt möchte die DSO eine längerfristige Betreuung der Hinterbliebenen gewährleisten. Zu diesem Zweck bleibt ein Koordinator in ständigem Kontakt mit den Angehörigen, wenn diese dies wünschen.

Um das Personal besser im Umgang mit den Angehörigen zu schulen, hat die DSO das sogenannte „European Donor Hospital Education Pro-gramm"[3], welches in den Niederlanden und Großbritannien erstellt wurde, in Deutschland implementiert (vgl. Muthny et al. 1995: 183). Das Programm dient dazu, die Gesprächsführung mit den Angehörigen besser zu gestalten, den Gesprächsführer emotional zu entlasten und seine Kompetenz im Umgang mit den Hinterbliebenen zu verbessern (vgl. Muthny 1999: 109). Zu diesem Zweck werden den Teilnehmern zunächst die theoretischen Grundlagen über Verlust- und Trauerreaktionen vermittelt. Es werden eigene Erfahrungen zum Thema Verlust ausge-tauscht, um auf dieser Basis die Gesprächsführung zu üben und die Handlungskompetenz zu verbessern (vgl. ebd.: 109f.). Bei dem Programm handelt es sich um einen eintägigen Workshop, an dem alle Berufs-gruppen, die sich mit den Angehörigen von Organspendern konfrontiert sehen, teilnehmen können. Das heißt, dass Ärzte, Pflegekräfte, Psychologen und Seelsorger gemeinsam an diesem Fortbildungs-programm teilnehmen können. In der Regel befinden sich nicht mehr als 10 Teilnehmer bei einem Moderator in der Gruppe, um miteinander in Austausch treten zu können und praktische Übungen durchführen zu können.

---

[3] Im Folgenden mit EDHEP-Programm abgekürzt

6.5 Stabilität der Entscheidung

Da die Entscheidung über eine Organspende in einer Ausnahmesituation gefällt werden muss, haben sich bereits viele Autoren mit dem Gedanken befasst, dass Angehörige im Nachhinein ihre Entscheidung bereuen könnten, und dass dies psychische Auswirkungen für sie hätte. Angehörige sagten selbst, dass sie sich während dieses Prozesses in einem emotionalen Schwebezustand befanden und so immer wieder im Nachhinein Zweifel darüber aufkamen, ob ihr Angehöriger wirklich verstorben war und ob ihre Entscheidung richtig war (vgl. Ralph et al. 2014: 932). Teilweise waren sie wegen des Organspendeprozesses verunsichert.

Die aktuelle Studienlage zeigt unterschiedliche Ergebnisse zu der Frage, inwieweit Angehörige von Hirntoten mit ihrer Entscheidung für oder gegen eine Organspende im Nachhinein zufrieden waren. So zeigte die Studie von Muthny et al. (2003: 120), dass 87% der Angehörigen eine stabile Entscheidung getroffen hatten und nur 10% heute eine andere Entscheidung treffen würden. Aus der Studie geht jedoch nicht hervor, welche Entscheidung ursprünglich getroffen wurde. Zudem wurde die Studie von der DSO Neu-Isenburg gefördert, so dass eine Einflussnahme nicht ausgeschlossen werden kann.

In der amerikanischen Studie von Burroughs et al. (1998: 156f.) gaben 21% (47 von 225) der Befragten an, dass sie retrospektiv mit ihrer Entscheidung unzufrieden sind. 22 Angehörige bereuten die Entscheidung zur Spende, 25 bereuten retrospektiv, sich nicht für eine Spende ent-schieden zu haben. Die Studie zeigte, dass Zweifel an der Entscheidung im Nachhinein eher auftraten, wenn bereits im Entscheidungsprozess mehrfach zwischen Spende und Nichtspende geschwankt wurde (vgl. ebd.:159). In der internationalen Studie von Groot et al. (2012: 1196) gaben mehr als ein Drittel der Befragten an, dass sie ihre Entscheidung gegen eine Spende bereits kurz nach der Beerdigung bereuten. Dies lag den Autoren zufolge hauptsächlich an dem Schockzustand, in dem sich die Angehörigen laut eigener Aussage während des Entscheidungs-prozesses befanden.

In der Gruppe der Angehörigen, die sich für eine Spende entschieden, bereuten im Nachhinein weniger als 10% ihre Entscheidung. In der Gruppe derjenigen, die sich gegen eine Spende ausgesprochen hatten, bereuten über 33% ihre Entscheidung (vgl. ebd.). Ralph et al. (2014: 924) folgern in ihre Studie, dass die Unzufriedenheit derer, die nicht gespendet hatten, deutlich höher war, als derer, die spendeten. Dies wird jedoch nicht mit genauen Prozentzahlen belegt.

Die Studie von Burroughs et al. (1998: 159) zeigte, dass die Informationen über die Empfänger, die den Angehörigen später anonymisiert mitgeteilt wurden, keinen Einfluss auf die Stabilität der Entscheidung hatten.

Entscheidungen von Angehörigen, die in einem Krankenhaus der Maximalversorgung getroffen wurden, zeigten sich statistisch weniger stabil, als Entscheidungen, welche in Krankenhäusern der Grund- und Regelversorgung getroffen wurden oder in Krankenhäusern, die von Angehörigen im Vorfeld schon häufiger aufgesucht worden waren (vgl. ebd.).

Die DSO gibt in einer Studie, die im Saarländischen Ärzteblatt (Ausgabe 3, 2008) veröffentlicht wurde, an, dass in 90% der Fälle eine stabile Entscheidung vorliegt (vgl. Mauer/Blaes-Eise 2008: 7). Allerdings wurden hier lediglich Angehörige befragt, die sich für eine Spende entschieden hatten. Der Fragebogen wurde gemeinsam mit einer Einladung zu einem Angehörigentreffen versandt. Es wurden 808 Familien angeschrieben, davon wurden 749 erreicht, 59 Briefe waren unzustellbar. 239 Personen beantworteten den zugesandten Fragebogen, 510 beantworteten den Fragebogen nicht, 154 meldeten sich für die Teilnahme an dem Ange-hörigentreffen an und 49 baten darum, dass ihre Daten gelöscht werden.

Die Rücklaufquote der beantworteten Fragebögen liegt damit bei knapp 32%. Die DSO beziffert die Gesamtrücklaufquote mit 59% als „erfreulich hoch" (ebd.), indem sie alle Antworten zusammenfasst. Diese beinhalten also auch Antworten von Angehörigen, die den Fragebogen nicht aus-füllten wie auch derer, die um eine Löschung aus der Datenbank baten.

In der überwiegenden Zahl der zitierten Studien war die Fallzahl der befragten Angehörigen von Nichtspendern deutlich niedriger als die Fallzahl der Angehörigen, welche sich für eine Spende entschieden, so dass ein gewisser Bias in den Ergebnissen anzunehmen ist. Bei Ralph et al. (vgl. Ralph et al. 2014: 924) waren es zum Beispiel 672 Angehörige von Spendern im Vergleich zu 244 Angehörigen von Nichtspendern. Bei Sque et al. (2005: 543f.) 46 Angehörige von Spendern zu 3 Angehörigen von Nichtspendern. Bei Burroughs et al. (1998: 156) waren es 159 Angehörige von Spendern zu 66 Angehörigen von Nichtspendern. Bei Muthny et al. (2003: 117) 56 Angehörige von Spendern zu 5 Angehörigen von Nichtspendern.

6 Diskussion

Das Thema Hirntod und Organspende ist von Beginn an ein immer wieder kontrovers diskutiertes Thema. Auf das Gefühlsleben der Angehörigen in diesem Zusammenhang wird jedoch erst seit relativ kurzer Zeit geachtet, obwohl sie bis heute eine wichtige Rolle bei der Spende spielen, weil sie weiterhin in den meisten Fällen die Entscheidung über eine Organspende treffen.

In dieser Arbeit wurde dargestellt, dass der Trauerprozess der Angehör-igen von Organspendern zwar ähnlich verläuft wie bei anderen Todes-fällen, dass aber das Risiko, eine pathologische Trauerverarbeitung zu entwickeln, deutlich höher ist. Dies ist nicht nur den Umständen des Todes und dem Prozess der Organspende geschuldet, sondern auch der Tat-sache, dass die meisten Angehörigen eine Entscheidung über die Organ-spende treffen müssen.

Es zeigt sich bei der Forschung zum Thema Organspende, dass es einen Mangel an nationalen Studien gibt. Dies wäre jedoch wichtig, da die Ergebnisse der internationalen Studien nur schwer auf Deutschland übertragbar sind, da in den meisten Ländern entweder andere Kriterien des Hirntodes oder andere Gesetze zur Transplantation vorliegen. In manchen Ländern wird beispielsweise eine Organentnahme nach dem Herzstillstand durchgeführt (vgl. Ralph et al. 2014: 933). Dies stellt völlig andere Rahmenbedingungen als in Deutschland dar, so dass das Erleben der Angehörigen nicht direkt vergleichbar ist.

Nach kritischer Bewertung der oben aufgeführten Studien kommt die Verfasserin zu dem Schluss, dass im Bereich der Organspende die bisher betriebene Forschung nicht ausreichend ist, um endgültige Aussagen über die psychische Situation der Angehörigen und die Stabilität ihrer Ent-scheidung zu machen. Im Bereich der Organspende wurde bisher fast ausschließlich qualitativ geforscht. Dies ist sinnvoll, um die Gefühlslage der Angehörigen ausreichend erfassen zu können. Andererseits wären quantitative Studien sinnvoll, um mehr valide Daten zu erhalten.

Weiterführende Studien, warum sich Angehörige von Empfängern gegen eine eigene Spende entscheiden, könnten Aufschluss über deren Beweggründe geben. Eventuell könnten dadurch Maßnahmen zur besseren Betreuung der Angehörigen abgeleitet werden.

Grundsätzlich haben alle Forschungen zum Thema Organspende die Einschränkung, dass sich deutlich mehr Leute, die sich für eine Spende entschieden haben, zu einem Interview zur Verfügung stellen, als Angehörige, die sich gegen eine Spende entschieden haben. Dies liegt einerseits daran, dass es über die „Nichtspender" keine Datenbanken gibt und diese so schwerer erreichbar sind. Andererseits lässt sich mutmaßen, dass Menschen, die sich gegen eine Spende entschieden haben, sich nicht gerne interviewen lassen, da in der teilweise medial gestalteten öffentlichen Wahrnehmung eine Entscheidung für die Organspende als richtig und sinnvoll bewertet wird.

Ein Konzept zur Vermittlung von Fakten über den Hirntod könnte zu einem besseren Verständnis des Hirntodes führen. Insbesondere Schulungen und Trainings zur Gesprächsführung der Mediziner mit Laien erscheinen hier sinnvoll, und könnten für beteiligte Ärzte, welche die Todesnachricht überbringen, als verpflichtend eingeführt werden.

Wie oben aufgeführt, gibt es bereits viele Konzepte, um eine langfristige Betreuung der Angehörigen zu gewährleisten. Es erscheint wünschens-wert, auch Angehörige zu erreichen, die nicht selbst aktiv Hilfe suchen, bzw. die nicht auf eine Einladung zu einem Betreuungstreffen reagieren. Denn eine weitere Einladung ist bisher nicht vorgesehen, obwohl eine Meinungsänderung möglich wäre, da gerade die ersten zwei Jahre nach einem Verlust von Trauer geprägt sind und viele noch nicht in der Lage sind, Hilfe anzunehmen. Hier sollten Konzepte erstellt werden, mit denen man den Bedarf besser ermitteln kann und die dazu geeignet sind, auch Familien zu erreichen, die vorhandene Hilfsangebote nicht annehmen. Gleichzeitig darf ein wiederholter Kontakt nicht aufdringlich oder belästigend wirken.

Zusätzlich wäre weitergehende Forschung über den Nutzen der bisher-igen Angebote sinnvoll, um auch diese weiter verbessern zu können.

Aufgrund der dargestellten komplexen psychischen Belastungssituation der Angehörigen wäre es erstrebenswert, dass diese nicht eine solch weitreichende stellvertretende Entscheidung treffen müssen. Bereits durchgeführte Projekte zur Förderung der eigenen Positionierung zur Organspende zu Lebzeiten zeigen jedoch keinen besonderen Erfolg. Eine gesetzliche Regelung, dass eine Organspende vorgenommen werden darf, wenn man dem zu Lebzeiten nicht aktiv widersprochen hat, hält die Autorin für ethisch fragwürdig. Denn nicht jeder ist in der Lage sich mit dem Thema auseinander zu setzen und eine entsprechende Entscheidung zu treffen.

Eine andere Möglichkeit wäre es, eine Spende nur noch möglich zu machen, wenn ein Ausweis mit Einverständnis vorliegt. Da diese Regelung vermutlich die Spenderzahlen zurückgehen ließe und bereits jetzt von einem Organmangel gesprochen wird, würde die Gesetzgebung diese Variante wohl nicht in Betracht ziehen.

Die Auflistung der facettenreichen Probleme, die in dem Entscheidungs-prozess auftreten können, zeigt, dass die bisherigen Maßnahmen der Begleitung von Angehörigen nicht ausreichend sind und eine gezieltere Betreuung gefordert und gefördert werden muss. Dies bestätigen auch die oben erwähnten Studien. „Die Ergebnisse sprechen trotz überwiegend positiver Erfahrungen der Angehörigen im Krankenhaus sowohl für eine noch intensivere Unterstützung in dieser hochbelasteten Situation wie auch für weitere gezielte Personalfortbildung zur Verbesserung der psychosozialen Kompetenzen des Personals im Umgang mit den Angehörigen." (Muthny/Wesselau/Smit 2003: 120)

7 Fazit

Die Literaturrecherche zum Thema Organspende, sowie zur Psycho-dynamik von Angehörigen bei der stellvertretenden Entscheidung zur Organspende zeigt, dass der primäre Fokus der Forschung sich auf die Akquise von möglichst vielen Organen bezieht. Forschung zur Ver-besserung der Betreuung von Angehörigen und zur Verbesserung deren psychischer Stabilität ist unterrepräsentiert.

So schreibt zum Beispiel Blaes et al. „Darüber hinaus erhöht eine verbesserte Angehörigenbetreuung die Glaubwürdigkeit und Mensch-lichkeit der Organspende. Langfristig kann so auch die Organspende-bereitschaft in Deutschland positiv beeinflusst werden." (Blaes/Mauer 2004: 271)

Die DSO ermutigt Angehörige von Organspendern „auch öffentlich zu ihrer Entscheidung zu stehen [...], (denn sie) können, wie keine andere Gruppe, authentisch und überzeugend über ihre Motive zur Organspende berichten." (Blaes/Mauer 2004: 276) Hier entsteht der Eindruck, dass die DSO nicht nur selber die Organspende als möglichst positiv darstellen möchte, sondern dass sie zusätzlich Angehörige zu Werbezwecken instrumentalisiert. Des Weiteren schreibt die DSO auch in Fachartikeln: „Ziel jedes Gespräches mit Angehörigen über eine mögliche Organspende ist es, eine stabile Entscheidung der trauernden Familien im Sinne des Verstorbenen idealerweise für eine Organspende zu finden." (Mauer/Blaes-Eise 2008: 9) Eine Neutralität wird hier nicht gewahrt, da Mediziner aufgefordert werden, Angehörige im Sinne einer Organspende zu beraten, zumal zu bezweifeln ist, ob die Frage nach einer Organspende überhaupt objektiv sein kann, impliziert sie doch den Wunsch nach einer Spende.

Auch die oben erwähnte Einführung des EDHEP-Prgramms wird unter anderem als positiv bewertet, weil es durch die Steigerung der Zufriedenheit der Angehörigen die Zustimmungsrate erhöhen könnte (vgl. Muthny 1999: 109).

Sogar im Transplantationsgesetz ist die Förderung der Organspende festgeschrieben und wird gezielt gefordert (vgl. Manzei 2015: 153). Dies soll einem

Organmangel entgegenwirken. Es wird suggeriert, dass Menschen am Organmangel versterben, und nicht an ihrer Grund-erkrankung. Ein Aspekt, der in der öffentlichen Diskussion kaum zur Geltung kommt.

Des Weiteren ist es üblich, dass die Organspende in Medien auch von hochrangigen Politikern als ausschließlich positiv dargestellt wird. Dabei kann angezweifelt werden, dass sich fachfremde Personen mit allen Aspekten der Organspende, wie beispielsweise mit der Psychodynamik von Angehörigen, dezidiert auseinandergesetzt haben.

Das erklärte Ziel, eine persönliche, stabile Entscheidung bei potentiellen Spendern und deren Angehörigen zu fördern, wird durch eine tendenzielle Berichterstattung konterkariert. Es besteht dabei die Gefahr, dass Angehörige einem gesellschaftlichen Druck unterliegen, sich für eine Spende zu entscheiden und dies im Nachhinein bereuen.

Die Autorin möchte im Rahmen dieser Arbeit keine Position für oder gegen die Organspende im Allgemeinen einnehmen. Bei einer derart persön-lichen Entscheidung wie der Organspende spielen ethische, soziale sowie religiöse Aspekte eine Rolle. Die Entscheidung ist unumkehrbar und Angehörige müssen ihr Leben lang damit zurecht kommen.

Das primäre Ziel sollte somit sein, dass Angehörige, welche mit einer stellvertretenden Entscheidung konfrontiert sind, möglichst objektiv infor-miert und beraten werden, um eine stabile Entscheidung treffen zu können. Des Weiteren sollten Angehörige wertfrei und langfristig unter-stützt werden, egal ob sie sich für- oder gegen eine Organspende ent-schieden haben.

Daher möchte die Autorin die Arbeit mit einem Zitat beenden: „Die Kluft zwischen Organnachfrage und -angebot sollte nicht durch ethisch fragwürdige Maßnahmen zur Erhöhung des Organangebots überbrückt werden [...]." (Müller 2011: 9)

Literaturverzeichnis

Ach, Johann S./Anderheiden, Michael/Quante, Michael (2000): Ethik der Organtransplantation. Erlangen: Harald Fischer Verlag.

Baureithel, Ulrike/Bergmann, Anna (1999): Herzloser Tod - Das Dilemma der Organspende. Stuttgart: Klett-Cotta Verlag.

Blaes, Anne-Bärbel/Mauer, Dietmar (2004): Betreuung der Angehörigen von Organspendern. Herausforderung für das Intensiv-personal. In: Intensiv 12. Jg., H. 6, S. 271-277.

Bobbert, Monika (2014): Stellvertretende Entscheidungen als Frage des Gewissens. In: Ethica 22. Jg., H. 1, S. 9-28.

Bölting, Kirstin (2005): Motive und Stufen der Entscheidung zur Organspendebereitschaft in Deutschland. Dissertation, Marburg.

Bösebeck, Detlef (2001): Umgang mit postmortalen Organspendern und deren Angehörigen. In: Intensivmedizin 38. Jg., H. 1, S. 61-63.

Bösebeck, D./Fischer-Fröhlich, C.-L./Frühauf, N./Mönch, K./Norba, D./Kirste, G./Smit, H. (2011a): Organprotektive Intensivtherapie. In: Deutsche Stiftung Organtransplantation (Hg.): Leitfaden Organspende. 3., überarb. Aufl. Frankfurt am Main. S. 38-49.

Bösebeck, Detlef/Fischer-Fröhlich, Carl-Ludwig/Frühauf, Nils/Mönch, Kerstin/Norba, Daniela/Kirste, Günter/Smit, Heiner (2011b): Entscheid-ungsbegleitung im Angehörigengespräch. In: Deutsche Stiftung Organtransplantation (Hg.): Leitfaden Organspende. 3., überarb. Aufl. Frankfurt am Main. S. 22-32.

Breul, Regina/Steymans, Hans Ulrich (2010): Organspende. Ethische Grauzonen aus biblischer und medizinischer Sicht. In: Die neue Ordnung Bonn 64. Jg., H. 4, S. 244-256.

Burgheim, Werner (2005a): Trauerarbeit und Trauerbegleitung. In: Prof. Dr. phil. Werner Burgheim (Hg.): Qualifizierte Begleitung von Sterbenden und Trauernden. Medizinische, rechtliche, psycho-soziale und spirituelle Hilfestellungen. Band 1, Kapitel 5.2.2, Stand 2005.

Burgheim, Werner (2005b): Trauerarbeit und Trauerbegleitung. In: Prof. Dr. phil. Werner Burgheim (Hg.): Qualifizierte Begleitung von Sterbenden und Trauernden. Medizinische, rechtliche, psycho-soziale und spirituelle Hilfestellungen. Band 1, Kapitel 5.2.3.1, Stand 2001.

Burroughs, Thomas E./Hong, Barry A./Kappel, Dean F./Freedman, Barry K. (1998): The Stability of Family Decisions to Consent Organ Donation: Would you do it again? Stability of Organ Donation Decisions. In: Psychosomatic Medicine 60. Jg., S. 156-162.

Deutsche Stiftung Organtransplantation (2014): Zahlen zur Organspende und -transplantation. Online im Internet unter http://www.dso.de/servicecenter/krankenhaeuser/zahlen-zur-organspende-und-transplantation.html. Zuletzt geprüft am: 16.05.2016.

Fässler-Weibel, Peter (2001): Nahe sein in schwerer Zeit. Zur Begleitung von Angehörigen Sterbender. Freiburg: Paulusverlag.

Filipp, Siegrun-Heide/Aymanns, Peter (2005): Verlust und Verarbeitung. In: Filipp, Sigrun-Heide/Staudinger, Ursula (Hg.): Entwicklungspsychologie des mittleren und höheren Erwachsenen-alters. Enzyklopädie der Psychologie. Göttingen: Hogrefe Verlag für Psychologie.

Fischer-Fröhlich, C.-L./Kulil, M./Füramoos/Käsler, H. (1998): Er-fahrungen von Organspender-angehörigen. Angehörigenbetreuung. In: Mitteilung Evangelischer Fachverband für Kranken- und Sozialpflege, H. 3, S.19-20. Stuttgart.

Fischer-Fröhlich, Carl-Ludwig/Eichmann, Elisabeth/Jakusch, Claudia (2002): Im Auftrag für das Leben. In: Pflegezeitschrift 55. Jg, Heft 3, S. 173-178.

George, Wolfgang/George, Ute (2005): Organspende. Nicht ohne die Angehörigen. In: Intensivpflege 2. Jg., Heft 2, S. 16-19.

Groot de, Jack/Vernooij-Dassen, Myrra/Hoedemaekers, Cornelia/Hoitsma, Andries/Smeets, Wim/van Leeuwen, Evert (2012): Decision Making by Relatives About Brain Death Organ Donation: An Integrative Review. In: Transplantation 93. Jg., H. 12, S. 1196-1211.

Henske, Joachim (2002): Hirntod...und nun?. In: Pflegezeitschrift 3. Jg., H. 55, S. 179-182.

Hesse, Ernst-August (2003): Abschied im Zwischenraum. In: Pflegen, H. 2, S. 12-16. Wiesbaden

Kalitzkus, Vera (2005): Organspende im Erleben der Angehörigen. In: Hospiz-Dialog NRW 7. Jg., H. 4, S. 14-15.

Kiss, Alexander/Bischof, Petra (2006): Nachbetreuung von Angehörigen von Organspendern. In: Kirste, Günter/Beck, Thomas (Hg.): Tagungsband zur Jahrestagung der Deutschen Stiftung Organtransplantation am 22. und 23. Juni 2006 in Frankfurt am Main, Neu-Insenburg, S. 48.

Manzei, Alexandra (2015): Tot oder Sterben?. In: Intensiv 23. Jg., H. 3, S. 146-153.

Mauer, Dietmar/Blaes-Eise, Anne-Bärbel (2008): Zertifizierte Fortbildung. Angehörigenbetreuung. Eine stabile Entscheidung für eine Organspende. In: Saarländisches Ärzteblatt, H. 3, S. 7-10.

Müller, Birgit (1997): Pflege und Überwachung hirntoter Patienten bis zur Organentnahme. Ein Toter mit warmer Haut. In: Die Schwester Der Pfleger 36. Jg., H. 3, S. 218-222.

Müller, Monika (2005): Etwas lebt ja noch weiter. In: Hospiz-Dialog NRW 7. Jg., H. 4, S. 16-19.

Müller, Sabine (2011): Wie tot sind Hirntote? Alte Frage - neue Antworten. In: Aus Politik und Zeitgeschichte 61. Jg., H. 20/21, S. 3-9.

Muthny, Fritz A./Buhk, Henry/Küchenmeister, Uwe/Stankoweit, Bettina (1995): Medizinpsychologische Fortbildung für den Umgang mit den Angehörigen plötzlich Verstorbener. Evaluationsergebnisse von Ärzten, Pflegekräften und Psychologen. In: Zeitschrift für medizinische Psychologie 4. Jg., H. 4, S. 183-190.

Muthny, Fritz (1999): Das Gespräch mit den Angehörigen plötzlich Verstorbener als ethische Aufgabe und wichtigste Voraussetzung für die postmortale Organspende. In: Ach, Johann S./Quante, Michael (Hg.): Hirntod und Organverpflanzung. 2., überarb. Aufl. Stuttgart: Friedrich Frommann Verlag.

Muthny, F.A./Wesselau, C./Smit, H. (2003): Organspende-bezogene Entscheidungsprozesse der Angehörigen nach plötzlichem Hirntod. In: Transplantationsmedizin 15. Jg., H. 2, S. 115-120.

Muthny, F.A./Smit, H./Wesslau, C./Wiedebusch, S. (2004): Erfahrungen von Angehörigen im Krankenhaus nach dem plötzlichen Tod eines nahestehenden Menschen. In: Anästhesiologie & Intensiv-medizin 45. Jg., H. Sept., S. 483-489.

Nagele, Susanne/Feichtner, Angelika (2005): Lehrbuch der Palliativ-pflege. Wien: Facultas Verlag.

Pont, T./Masnou, N./Gràcia, R.M./Ruiz, J.C./Salamero,P./Deulofeu,R. (2009): Widerspruch der Familien von Transplantierten gegen eine Spende: Repräsentieren sie den tatsächlichen Willen des Verstorbenen?. In: Transplantationsmedizin 21. Jg., H. 2,S.51-52.

Rahmel, Axel (2015): Verfahrensanweisung zur Überprüfung der Einzelheiten der Einwilligung des Spenders nach § 3 TPG oder der Zustimmung anderer Personen nach § 4 TPG. In: Deutsche Stiftung Organtransplantation (Hg.): Verfahrensanweisung der DSO gemäß §11 des Transplantationsgesetzes. Frankfurt am Main. S. 11-12.

Ralph, A./Chapman, J.R./Gillis, J./Craig, J C /Butow, P/Howard, K /Irving, M./Sutanto, B./Tong, A. (2014): Familiy Perspectives on Deceased Organ Donation. Thematic Synthesis of Qualitative Studies. In: American Journal of Transplantation 14. Jg., H. 4, S. 923-935.

Sahm, Stephan (2005): Angehörige als „natürliche" Stellvertreter. In: Ethik der Medizin 17. Jg., H. 1, S. 7-20.

Schäfer, Klaus (2015): Hirntote verabschieden. In: Die Schwester Der Pfleger 54. Jg., H. 6, S. 60-62.

Schuchardt, Erika (2013): Warum gerade ich? Leben lernen in Krisen. 7., überarb. Aufl. Göttingen: Vandenhoeck & Ruprecht.

Siegmund-Schultze, Nicola (2011): Ringen um die Entscheidung. In: Deutsches Ärzteblatt 108. Jg., H. 27, S. 1509-1511.

Solbach, Anne (2015): Den Abschied gemeinsam tragen. In: Intensiv 23. Jg., H. 6, S. 310-316.

Sque, M./Long, T./Payne, S. (2005): Organ Donation. Key Factors Influencing Families´ Decision-Making. In: Transplantation Proceederings 37. Jg. 37, H. 2 , S. 543-546.

Tietz, Sonja (2006): Langfristige Betreuung von Angehörigen. Erfahrungen aus acht Jahren kontinuierlicher Betreuung. In: In: Kirste, Günter/Beck, Thomas (Hg.): Tagungsband zur Jahrestagung der Deutschen Stiftung Organtransplantation am 22. und 23. Juni 2006 in Frankfurt am Main, Neu-Insenburg, S. 51.

Tonn, Jörg-Christian/Montgomery, F.U./Scriba, H./Angstwurm (2015): Richtlinie gemäß §16 Abs.1 S.1 Nr.1 TPG für die Regeln zur Feststellung des Todes nach §3 Abs.1 S.1 Nr.2 TPG und die Verfahrensregeln zur Feststellung des endgültigen, nicht behebbaren Ausfalls der Gesamtfunktion des Großhirns, des Kleinhirns und des Hirnstamms nach § 3 Abs. 2 Nr. 2 TPG. 4. Fortschreibung. In: Deutsches Ärzteblatt, 30. März 2015, DOI: 10.3238/arztebl.2015.rl_hirnfunktionsausfall_01, S. 1-31.

Vieth, Felix/Bundeszentrale für gesundheitliche Aufklärung (BZgA) (o.J.): Das Transplantationsgesetz. Online im Internet unter https://www.organspende-info.de/infothek/gesetze/transplantationsgesetz. Zuletzt geprüft am: 16.05.2016.

Weiher, Eberhard/Feldmann, Karl-Heinz (2010): Seelsorge und Krisenbegleitung bei Hirntod und Organentnahme. In: Zeitschrift für medizinische Ethik 56. Jg., H. 1, S. 57-69.

Wittkowski, Joachim/Strenge, Hans (2011): Warum der Tod kein Sterben kennt. Neue Einsichten zu unserer Lebenszeit. Darmstadt: Wissenschaftliche Buchgesellschaft.

Wooper, Christiane (2015): Hirntod und Entscheidung zur Organspende. In: Deutscher Ethikrat (Hg.): Stellungnahme. Berlin: Deutscher Ethikrat Druckcenter.

Worden, James William (1999): Beratung und Therapie in Trauerfällen, 2., überarb. Aufl. Bern: Hans Huber Verlag.

Abbildungsverzeichnis

Anhang

Suche über die Hochschulbibliothek der Katholischen Hochschule Nordrhein-Westfalen

Suchbegriff	Trefferanzahl
Organspende	76
Hirntod	88
Transplantationsgesetz	22
Organspende UND Hirntod	21
Organspende UND Entscheidung	4
Organspende UND Psycho*	6
Organspende UND Entscheid*	5
Organspende UND Angehör*	6
Hirntod UND Angehör*	1
Hirntod UND Entscheid*	2
Hirntod UND Organ*	46
Hirntod UND Organtrans	30
Hirntod UND Psycho*	3
Angehörige UND Entscheid*	9
Angehör* UND Entscheid*	16
Schuchardt	32
Schuchardt UND Krise	3
Filipp	34
Thanatopsychologie	4
Verarbeitung UND Trauer UND Angehör*	3
Trauer UND Angehör*	25
Trauer UND Hirntod	1
Trauer UND Organspende	1
Verarbeit* UND Angehör*	12
Reue	16
Entscheidungsfindung	151
Entscheidungsfindung UND Angehör*	3
Entscheidung	388
Entscheidung UND Angehör*	2

Suchbegriff	Trefferanzahl
Entscheidung UND stellver*	1
Entscheid*	1724
Entscheid* UND Angehör*	16
Entscheid* UND stellver*	4

Suche über Livivo

Suchbegriff	Trefferanzahl
Organspende	3489
Organspende AND Hirntod	473
Organspende AND Entscheidung	254
Organspende AND Psycho*	297
Organspende AND Entscheid*	228
Organspende AND Transplant*	2345
Organspende AND Angehör* AND Entscheid* ab 2000	53
Organspende AND Angehör* AND Entscheid* ab 2005	34
Hirntod AND Angehör*	337
Entscheid* AND Angehör* AND Organ*	268
Entscheid* AND Angehör* AND Organspende	63
Entscheid* AND Angehör* AND Hirn*	112
Entscheid* AND Angehör* AND Hirntod	57
(Organspende AND Transplant*) AND (Angehör* AND Entscheid*) AND Psycho	10
(Hirntod AND Transplant*) AND (Angehör* AND Entscheid*)	32
Entscheidungsfindung AND Angehör* AND Organ*	242
Entscheidungsfindung AND Angehör* AND Organspende	58
Entscheidungsfindung AND Angehör* AND Organtransplantation	44
Schuchardt, Erika	95
Schuchardt, Erika AND Krise	42
Filipp	647
Filipp AND Krise	5
Thanatopsychologie	27
Transplantationsgesetz ab 2012	43
Reue	7954
Reue AND Organ*	566

Suchbegriff	Trefferanzahl
Reue AND Organspende	4
Reue AND Organtransplantation	5
Trauer	14737
Trauer AND Organ*	1516
Trauer AND Organspende	23
Trauer AND Hinrtod	89
Trauer AND Angehör*	404
Entscheidungsfindung	307291
Entscheidungsfindung AND Angehör*	615
Entscheidung	356733
Entscheidung AND Angehör*	796
Entscheid* AND Angehör*	796
Entscheid* AND stellver*	219
Entscheid* AND stellver* AND Organ*	73
Entscheid* AND stellver* AND Organspend*	8
Entscheid* AND stellver* AND Transplan*	15
Entscheid* AND stellver* AND Angehör*	28

Suche über CareLit

Suchbegriff	Trefferanzahl
Organspende	583
Organspende UND Entscheidung	35
Organspende UND Psycho	5
Organspende UND Entscheid*	70
Organspende UND Angehör*	63
Hirntod	548
Hirntod UND Angehör*	35
Hirntod UND Entscheid*	17
Hirntod UND Organ*	60
Hirntod UND Psycho*	9
Transplantation	737
Transplantation UND Hirntod	43
Transplantation UND Organ*	203

Suchbegriff	Trefferanzahl
Transplantation UND Organspende	153
Transplantation UND Angehörige	8
Transplantation UND Angehör*	22

Suche mit englischen Suchbegriffen bei Livivo:

Suchbegriff	Trefferanzahl
Braindeath	31922
Transplantation	715485
Transplantation AND Braindeath	5580
Transplantation AND Braindeath AND donation	1599
Transplantation AND Braindeath AND donor	4036
Transplantation AND decisional AND donor	2687
Transplantation AND decisional AND relatives	2510
(Transplantation AND don*) AND decisional AND relatives	1177
(Transplantation AND don*) AND decisional AND relatives ab 2000	887
(Transplantation AND don*) AND decisional AND relatives ab 2005	688
(Transplantation AND donation) AND (decisional AND relatives) ab 2010	180
(braindeath AND donation) AND (decisional AND relatives) ab 2010	61
(braindeath AND donation) AND (decisional AND relatives) AND Transplantation	92
(braindeath AND donation) AND (decisional AND relatives) AND Transplantation ab 2005	68
(braindeath AND donation) AND (decisional AND relatives) AND Transplantation ab 2010	39
(braindeath AND donation) AND (decisional AND relatives) AND regret	43
((Braindeath AND Transplantation) AND regret OR repent) AND fami* AND decision	32
(braindeath AND donation) AND (decisional AND relatives) AND deny	18
(braindeath AND donation) AND (decisional AND relatives) AND deny OR consent	93631

Suchbegriff	Trefferanzahl
(braindeath AND donation) AND (decisional AND relatives) AND consent	67
(braindeath AND donation) AND (decisional AND relatives) AND (deny OR consent)	84
(braindeath AND donation) AND (decisional AND relatives) AND (deny OR consent) ab 2010	31

weiterführende Internetseiten

www.dso.de
www.organspende-info.de
www.eurotransplant.org